青藏高原科考
健康防护手册
（第2版）

主　编：罗勇军

副主编：陈　郁　刘鑫源

重庆大学出版社

图书在版编目（CIP）数据

青藏高原科考健康防护手册 / 罗勇军主编. --2 版 .--
重庆：重庆大学出版社，2022.3
ISBN 978-7-5689-2060-5

Ⅰ.①青… Ⅱ.①罗… Ⅲ.①青藏高原—科学考察
卫生保健—手册 Ⅳ.①R188-62

中国版本图书馆 CIP 数据核字（2020）第070839号

青藏高原科考健康防护手册（第 2 版）

QINGZANG GAOYUAN KEKAO JIANKANG FANGHU SHOUCE

主　编　罗勇军
副主编　陈　郁　刘鑫源
策划编辑：杨粮菊
责任编辑：陆　艳　陈　力　　版式设计：杨粮菊
责任校对：邹　忌　　　　　责任印制：张　策

*

重庆大学出版社出版发行
出版人：饶帮华
社址：重庆市沙坪坝区大学城西路 21 号
邮编：401331
电话：（023）88617190　88617185（中小学）
传真：（023）88617186　88617166
网址：http://www.cqup.com.cn
邮箱：fxk@cqup.com.cn（营销中心）
全国新华书店经销
重庆长虹印务有限公司印刷

*

开本：787mm×1092mm　1/32　印张：5.875　字数：105 千
2020 年 8 月第 1 版　2022 年 3 月第 2 版　2022 年 3 月第 2 次印刷
ISBN 978-7-5689-2060-5　定价：39.00 元

本书出版受到科技部第二次青藏高原综合科学考察研究专题(2019QZKK0607)《人类活动影响与环境生存安全——高山地方病与高原生理适应》和陆军军医大学科技创新能力提升专项项目（2019XX/Y09）支持。

青藏高原科考健康防护手册编委会

主　编： 罗勇军

副主编： 陈　郁　刘鑫源

参编人员（以拼音为序）

陈　郁	陆军军医大学陆军卫勤训练基地
陈兴书	陆军军医大学陆军卫勤训练基地
陈宗涛	陆军军医大学第一附属医院
戴　琴	陆军军医大学护理系
刘鑫源	陆军军医大学陆军卫勤训练基地
冉　庄	中国人民解放军 31640 部队
谭　超	陆军军医大学陆军卫勤训练基地
唐才智	陆军军医大学陆军卫勤训练基地
王　瑞	陆军军医大学陆军卫勤训练基地
吴春玲	陆军军医大学研究生院
吴明霞	陆军军医大学第一附属医院

审　校： 杨林生　中国科学院地理科学与资源研究所

序 1

青藏高原面积 308.34 万 km^2（我国部分 258.09 万 km^2），是世界三大高原之首，是世界上海拔最高和最年轻的高原。它雄踞欧亚大陆制高点，战略位置极为重要。独特的地理位置和自然条件，使得它成为我国主要的国家安全屏障，是我国多样化生存环境格局的建造者，是亚洲环境变化引擎，是中华民族文明延绵不断发展的地理保障。

低压、低氧、高寒、干燥和强太阳辐射是人类在高原生活必须面对的挑战。长期或短期生活在青藏高原人群的健康状态关乎人民生命健康和区域经济社会持续发展。第二次青藏高原科考实施期间，将有大量科考队员和科学家到青藏高原开展考察，陆军军医大学罗勇军教授团队编写的这一科考健康维护手册非常及时和必要，第 1 版已经大受科考队员欢迎，相信经过科考队员使用提出建议后修改完善的 2.0 版将会发挥更大作用。

第二次青藏高原科考是国家重大标志性科学工程，包括十大任务和科考分队，对掌握青藏高原现状、揭示变迁机理以及探索人类活动与生存环境关系及其历史演变有着重大意义。科考队员发扬老青藏精神，在这场史诗般的活动中忘我奉献，但高原环境对人体有着极为复杂的影响，科考队员的健康维护是完成科考任务的重要保证。罗勇军教授是我任分队长的"人类活动与生存环境安全"任务下设的"高山地方病与高原生理适应"专题科考队员，他领导的陆军军医大学军事医学地理学研究团队 2019 年编写了该手册的第一版，在应用过程中广受好评。在总结前期科考经验的基础上，针对科考过程中出现的新问题作了较大幅度修订，更加方便实用。从内容上进一步细分了不同科考区域的健康问题，强调了进入高原前的准备工作，并增加了高原环境对女性健康的影响和心理调适等内容，对科考队员可能面对的疾病有着更为翔实的描述。相信在本次修订之后，该手册不但能够全方位有力维护科考人员健康，确保二次青藏科考顺利开展，而且能够为短期到青藏高原工作、学习和旅游人员的健康维护提供帮助。

陈发虎

中国科学院院士

中国科学院青藏高原研究所所长

中国地理学会理事长

2021 年 12 月 7 日

序 2

青藏高原位于亚洲中南部，平均海拔约 4 400m，纵岭横云、巍峨壮丽。它是世界屋脊、中华水塔，是地球第三极，是我国重要的生态安全屏障、战略资源储备基地，是中华民族特色文化的重要保护地。开展第二次青藏高原科学考察研究是以习近平同志为核心的党中央立足全局、着眼长远、推动青藏高原生态保护和可持续高质量发展的重要举措，对维护雪域高原长治久安、推进国家生态文明建设、促进全球生态环境保护都有十分重要的意义。

科考队员的健康与否直接关系科考任务的成败。因此，为帮助科考队员在进入高原前、高原工作期间及返回内地后了解并掌握健康防护知识，陆军军医大学军事医学地理学教研室罗勇军教授团队已于去年编写了该手册第 1 版，希望能为科考项目的顺利开展保驾护航。该手册一经出版便受到科考队员的强烈欢迎，知识全面翔实、操作简单易行、防治积极有效，深受科考队员喜爱，多次在科考会议推广应用，并获得 2020 年重庆市优秀科普作品。经过一年的深入调查和实践，结合科考最新理论和实践成果，团队积极修改、精简和新增部分急需内容，使手册更具科学性和实用性。首先，细化青藏高原不同考察区的健康问题，方便不同地域科考队员的针对性使用；其次，更加翔实阐述进驻高原前的各项准备预防工作，促进高原习服；此外，增加女性高原健康和人员心理适应内容，并扩充高原常见病、多发病内容，增加高原疾病谱并增强疾病综合防治能力。我深信，该手册将继续更好地为科考人员健康防护工作发挥积极的指导作用，为进一步推动青藏高原科考事业取得辉煌成就做出新的更大贡献。

杨林生

中国科学院地理科学与资源研究所研究员

中国地理学会健康地理专委会主任委员

2021 年 12 月 7 日

前　言

　　陆军军医大学军事医学地理学教研室罗勇军团队已于 2020 年编写了该手册第 1 版，希望能为科考项目的顺利开展保驾护航。该手册一经出版便受到科考队员的强烈欢迎，知识全面翔实，操作简单易行，防治积极有效，深受科考队员喜爱，多次在科考会议推广应用，并获得 2020 年重庆市优秀科普作品。经过一年的深入调查和实践，结合科考最新理论和实践成果，团队积极修改、精简和新增部分急需内容，使手册更具科学性和实用性。首先，细化青藏高原不同考察区的健康问题，方便不同地域科考队员的针对性使用；其次，更加翔实阐述进驻高原前的各项准备预防工作，促进高原习服；此外，增加女性高原健康和人员心理适应内容，并扩充高原常见病、多发病内容，增加高原疾病谱并增强疾病综合防治能力。该第二版手册将继续更好地为科考人员健康防护工作发挥积极指导作用，为进一步推动青藏高原科考事业取得辉煌成就做出新的更大贡献。

编　者

2021 年 12 月

目 录

第一章 青藏高原二次科考考察区概况　　　1

　　一、高原环境对人体的影响　　　3

　　二、二次科考不同考察区的主要健康问题　　　9

第二章 进入高原前的准备　　　17

　　一、适应性训练　　　19

　　二、健康筛查　　　20

　　三、进入高原前的药品与物资准备　　　23

　　四、进入高原前心理调适　　　30

第三章 进入高原初期的卫生防护　　　35

　　一、进入高原途中的卫生防护　　　37

　　二、进入高原初期的卫生防护　　　41

第四章　进入高原后的卫生防护　45

　　一、高原穿衣卫生　47

　　二、高原饮食卫生　50

　　三、高原住宿卫生　52

　　四、高原睡眠卫生　54

　　五、高原女性卫生　57

　　六、进入高原后心理调适　59

第五章　急性高原病的自我防护　63

　　一、急性高原反应　65

　　二、高原肺水肿　67

　　三、高原脑水肿　69

第六章　高原常见病的自我防护　71

　　一、眼耳口鼻常见病　73

　　二、其他高原常见病　81

第七章　高原传染病防治　95

　　一、细菌性传染病　97

二、寄生虫病　　　　　　　　　　　102

三、病毒性传染病　　　　　　　　　104

四、立克次体病　　　　　　　　　　110

五、螺旋体病　　　　　　　　　　　113

第八章　高原合理吸氧　　　　　　　　115

一、急进高原人员合理吸氧　　　　　117

二、移居高原人员合理吸氧　　　　　119

三、吸氧安全　　　　　　　　　　　121

四、积极应用缺氧防护装备　　　　　122

第九章　高原常见自然灾害的脱险与求生　123

一、暴风雪　　　　　　　　　　　　125

二、雪崩　　　　　　　　　　　　　128

三、泥石流　　　　　　　　　　　　133

四、地震　　　　　　　　　　　　　136

第十章　高原现场急救技术　　　　　　141

一、基础生命支持技术　　　　　　　143

二、现场止血方法　　147

三、包扎　　151

四、骨折固定　　155

五、扭伤和脱臼　　160

六、冻伤　　161

第十一章　返回平原时的注意事项　　163

一、高原脱适应证的表现　　165

二、高原脱适应证的治疗　　167

三、高原脱适应证的预防　　169

附录　　170

附录 A　高原健康全程维护管理调查问卷　　170

附录 B　高原现场急救技术视频　　170

青藏高原二次科考考察区概况

一、高原环境对人体的影响

青藏高原在我国境内平均海拔约 4 400 m，属于典型的高原山地环境，空气稀薄、氧分压低，低温、昼夜温差大，风大干燥，太阳辐射强。其中，对人体影响最大的是高海拔所造成的低张性缺氧。高原环境对人体的影响方式和作用程度，与所在高原的海拔高度、进入高原的速度与方式、进入高原的季节、所在高原区域的气候、在高原停留的时间、人体生理状况、精神心理因素、工作状态、疲劳水平、营养保障以及防护措施的落实情况有关。不同海拔下的大气压、氧分压、含氧量和相对湿度变化见表 1.1，由于气温、太阳辐射强度等受当地局部地理环境影响较大，且不同时间有着显著差异，故未纳入本表分析。

表1.1 不同海拔的大气压、氧分压、含氧量和
相对湿度变化

海拔 /m	大气压 /mmHg	氧分压 /mmHg	含氧量 / （g·m⁻³）	相对湿度 /%
0	760	159.1	299.3	100
1 000	674	141.0	265.5	68
2 000	596	125.1	234.8	41
3 000	530	111.0	209.6	26
4 000	460	97.0	182.1	17
5 000	405	85.0	159.7	11
6 000	355	74.0	141.7	5

（一）低氧低压对人体的影响

国际上以海平面上 0 ℃，水银气压计显示为 760 mmHg 的大气压为标准大气压，即 101.33 kPa。随着海拔的增高，大气压有规律地降低，虽然空气中氧气所占的百分比不变，但大气压的下降也带来了氧分压的下降，故这种缺氧也称为"低张性缺氧"。因此，人体在进入高原环境后，会同时受到低压低氧的双重作用。从平原快速进入高原时，人体胃肠道中的气压尚未与外界协调一致，由于个体情况差异，可能会出现胃肠胀气、腹胀和便秘等情况。此外，低压使得水的沸点下降，食物不易

煮熟，加重胃肠道负担，容易出现消化不良、急性胃肠炎等消化道异常变化，并可能引起营养摄入不足，降低人体对高原环境的习服能力，导致急性高原病的发生。在一定海拔范围内，人体能够耐受低氧环境的刺激，但是当海拔高于 2 500 m 时，低氧环境就可对人体产生明显的生理效应，因此这一海拔又称为"医学高原"。海拔越高，氧分压越低，人体缺氧也越严重，使得血液中还原血红蛋白浓度增加。当此浓度超过 5 g/L 时，人的口唇皮肤呈青紫色，也就是常说的"发绀"。由于外界的氧气含量减少，通过机体的呼吸反射，引起呼吸加快加深，从而增加动脉血氧分压，这是机体应对高原低氧环境的一种代偿性反应。代谢旺盛的系统和器官受缺氧的影响最大，如大脑因缺氧引起头痛，严重缺氧者可能出现判断错误甚至意识障碍等。心脏因缺氧，心率明显增快，引起心前区不适如心悸等。一般来说，神经系统、呼吸系统、循环系统和消化系统受缺氧影响较为显著，人体自觉也比较强烈，而内分泌系统、血液系统等也有不同程度的反应，但是在短时间内效应并不显著。

（二）寒冷对人体的影响

根据气象测定，一般海拔高度每升高 1 000 m，气温下降 6 ℃。进入高原后，人体代谢率降低导致代谢产热下降，蒸发散热、辐射热交换以及对流和传导散热增强，使得人体在高原地区出现热量的负平衡，导致高原地区全年都容易发生冻伤。寒冷叠加缺氧刺激，使得人体对高原环境的抵抗力下降，尤其是增加了初入高原者对低氧环境的习服难度，严重的可能发生急性高原病。据研究统计，冬季相较于夏季进藏的平原人，其急性高原病发病率更高，这与寒冷条件下四肢骨骼肌耗氧量增大，加重人体缺氧负担，同时心脑等重要器官供氧减少等有一定关系。

（三）干燥对人体的影响

海拔越高，空气中水汽含量显著下降，如在海拔 6 000 m 的高原地区，空气中水蒸气的绝对含量仅为海平面的 5%。高原干燥的环境使得水分通过皮肤和呼吸道大量散失，热能也随之丢失，导致人体脱水。此外，在高原地区作业时，随着呼吸排出的水分更多，水分丢失进一步加重。轻度的脱水一般表现为黏膜干燥，如嘴唇干裂、鼻出血、咽炎、刺激性干咳等。较严重的脱水可使皮肤皲裂，尤其是在冬季，干燥而寒冷的环境会增加人体的不舒适感。在极高高原（海拔大于 5 000 m），由于空气特别干燥，体液大量蒸发，使得血液变得黏稠，血液流动性下降，如不及时补充水分，极有可能影响血液循环，甚至诱发血栓的形成，后果十分严重。

（四）太阳辐射对人体的影响

太阳辐射随海拔高度的增加而增加。一方面，海拔越高，空气越稀薄，加之空气中杂质较少，太阳辐射穿透力增强，再加上雪的反射作用，使得人体从直射阳光中吸收的热能成倍增加；另一方面，高原日光中的紫外线增强，在海拔 4 000 m 地区，日光中 300 mm 波长的紫外线是海平面的 2.5 倍。大量的紫外线可对人的眼睛和皮肤造成损害，导致日光性结膜炎、角膜炎和日光性皮炎。在积雪较多的地区，紫外线在雪反射的双重作用下，损伤眼结膜和角膜，导致雪盲。长时间暴露于强紫外线日光下，还可能导致皮肤癌。

高原环境中的低氧、寒冷、干燥和太阳辐射强等环境因素不是单独和孤立的，它们能够相互促进对人体产生复合效应。低氧是高原环境中对平原人群最主要的影响因素。在高原地区，人对寒冷环境的习服过程也是低氧习服的重要环节，高原低氧和寒冷相互协同显著增加了平原人群对高原习服的复杂性。同时，低氧和寒冷的复合作用可加重对人体心脑等重要脏器功能的影响，甚至造成更严重的损害。风大和环境干燥将增加人的不舒适感，加快体液丢失，增加上呼吸道感染等呼吸系统疾病的风险，而上呼吸道感染又是诱发急性高原病的重要因素。

二、二次科考不同考察区的主要健康问题

　　本次科考按照考察先后顺序划分了多个区域，但是各个区域之间存在显著的地理差异。气候、地形地貌、水文、土壤、植被和动物种群等有着明显不同，如亚洲水塔区和横断山高山峡谷区。不同地域的环境差异对科考的方式方法提出了不同要求，也对科考人员的健康造成了不同影响。因此，必须提前了解各个考察区域的环境特点，掌握其中可能对人员健康造成不利影响的因素，对可能出现的健康问题提前谋划，做好应对预案，减少人员伤病的发生，切实维护人员健康，保证科考的顺利进行。

（一）江河湖区

　　此区域广泛分布着大量冰川，其冰川融水是亚洲主要河流的水源。根据青藏高原的地理区划，主要包括藏北高原、藏东南区、青南高原以及喀喇昆仑山脉

和阿里地区。

1. 藏北高原

藏北高原位于西藏北部，群山环绕，平均海拔在4 500 m以上，以盆地和丘陵为主。地势平缓，相对海拔不高，在400 m以下。气候恶劣，人迹罕至，有大片的无人区，是西藏野生动物的重要活动区域。

2. 藏东南区

藏东南区主要指林芝地区的东部和西藏昌都地区，平均海拔在3 500 m左右，地形起伏较大，山顶和谷地之间高差可达2 500 m。山势陡峻，交通不便，车辆前进十分困难。

3. 青南高原

青南高原即柴达木盆地、青海南山（库库诺尔岭）以南广大地区，面积约占整个青海省的1/2，包括玉树、果洛、海西和海南部分地区。大量高山密集出现，海拔多在5 000 m以上，地势复杂多变，高山之间分布着高原、盆地、谷地等，其海拔也不低于4 000 m。永久冻土层在此区域广泛存在。

4. 喀喇昆仑山脉地区

喀喇昆仑山脉地区海拔普遍较高，一般都在5 000 m以上，分布着大量冰川。山间区域分布着辽阔的戈壁区域，接近冰川区域的地区散在分布着高原湖盆丘陵地带，属高寒荒漠气候，植被覆盖较少，动物罕见。

5. 阿里地区

阿里地区位于西藏自治区西部，冈底斯山脉沿西北—东南走向将其分为两部分，以北为湖盆丘陵地区，以南为高山峡谷区，呈西北高、东南低的特点。

上述地区均为高海拔地区，具备高原山地气候的显著特征，是典型的高原山地气候，对人体影响也极为显著，可对人体健康造成严重威胁。在此区域考察时，要注意急性高原病的发生。该区气温低、昼夜温差大，容易出现上呼吸道感染并诱发急性高原病，因此要注意保暖。考察多以汽车为交通工具，在乘坐汽车前往目的地的过程中，注意车速和地形地貌，防止交通意外。部分地区可能出现路面沉降导致车辆受困，建议备好救助装备。到达目的地后，由于考察多以徒步为主，能量消耗大，要注意估计行程，合理安排负重和考察时间，尽量不要在野外地区宿营，如需宿营则要充分考虑安全性。由于积雪和冰川对阳光的反射作用，注意防止日照性皮炎、雪盲等疾病。绝大部分地区温度较低，注意防止冻伤、皮肤皲裂等疾病，注意防止行进过程中的意外跌倒和高处坠落。在冰川地域行进时，注意防止误入冰缝、冰洞。该区域是自然疫源性疾病的高发地带，如鼠疫、野兔热、Q热等，注意避免与野生动物如旱獭、鼠兔等发生直接接触，野生动物尸体也要小心处理。

（二）喜马拉雅区

喜马拉雅区主要包括喜马拉雅山脉地区、藏南地区等。喜马拉雅山脉地区地势险要，山多峰高，海拔超过7 000 m 的山峰超过 14 座，8 000 m 以上的有 5 座，最高峰珠穆朗玛峰位于喜马拉雅山脉中段。藏南地区包括山南地区和林芝地区等海拔较低的区域，属于亚热带季风气候。印度洋季风携带大量水汽使藏南地区温暖而多雨，土壤肥沃，水力资源丰富，雅鲁藏布江大峡谷即位于这一地区。该地区在夏季时降水较多，极易引发山洪、塌方和泥石流等自然灾害。

在喜马拉雅山脉地区考察时，由于多位于高海拔地区，需注意的健康问题同前述江河湖区。而在藏南地区，由于海拔较低，物产丰富，有毒有害植物广泛分布，而且生活着大量的野生动物和昆虫，其中极有可能存在着尚未发现的种类，对人体的效应尚不明确。因此，在藏南地区考察时，要注意防止野生动物及昆虫损伤，如毒蛇、毒蜂以及蚂蟥等。注意防护自然疫源性疾病，尤其是因昆虫叮咬带来的不明病原体感染。雨季降雨量大，注意保暖防止感冒，同时要注意塌方、山洪以及泥石流等自然灾害。

（三）横断山高山峡谷区

横断山高山峡谷区域主要包括三江源地区及位于我国境内的部分流域、横断山脉地区以及中缅边境地区，"三江"即金沙江、怒江和澜沧江。在亚欧板块和印度洋板块相互挤压影响下，这一区域地形地貌极为复杂，交通不便，人员行进困难。气候变化较大，地质灾害较多。该地区自然资源极为丰富，尤其是野生动植物资源种类较多。

在此区域考察时，高海拔地区要注意急性高原病的发生，而在高山峡谷区和低海拔地区时，要注意野生动物以及有毒有害昆虫的伤害。注意随身带好驱虫驱蛇等相关趋避剂，可在徒步前喷涂在衣服上，注意系紧领口、袖口、裤口和鞋带。由于地势复杂多变，行走困难，要防止跌倒和坠落等意外事故。注意当地饮食习惯对考察人员健康的影响，尽量自己携带食物和饮水。由于此地野生动物较多，携带病原体也尚不明确，须注意防护自然疫源性疾病。接触不明植物时注意做好防护，尤其是植物的汁液接触皮肤或者其他机械性损伤。

（四）祁连山—阿尔金区

祁连山—阿尔金区域主要包括祁连山地、柴达木盆地、河西走廊以及阿尔金山等区域。祁连山地由一系列西北—东南走向的山脉与谷地组成，大部分地区在青海省东北部，平均海拔 3 000 m 左右，山脉的高度在海拔 4 000 m 左右，最高海拔超过 6 000 m。柴达木盆地位于青海省西北部，南面为昆仑山，北面为阿尔金山，东北方向是祁连山脉。气候恶劣，四季温差大。1 月最为寒冷，最低在零下 20 ℃以下；7 月气温最高，但最高气温不超过 10 ℃。7 月为雨季，降水量最多，极有可能引发山洪、泥石流等自然灾害。9月中旬开始下雪，可持续到第二年 5 月。积雪时间较长，不利于科考实施。因此要选择好时间，做好进山计划。

该区域考察时，高海拔地区要注意预防急性高原病的发生。由于野外饮水困难，且水质多较差，食物和饮水宜多准备。必要时携带净水装置和药物，注意防止消化道疾病。该地区很多区域是荒漠戈壁，注意防风防沙。昼夜温差大，注意防止感冒和冻伤。太阳辐射大，野外活动时注意防止日光性损伤。荒漠戈壁中多种昆虫可对人体直接造成生物性伤害。苍蝇、蚊子、蜱、螨等可引起虫媒性疾病，当地广泛分布的荨麻还有狼毒草等植物可导致皮肤损伤。

（五）天山—帕米尔区

天山—帕米尔区主要包括天山、昆仑山和喀喇昆仑山的连接点及周围区域，是一系列的辽阔山地，山峰海拔多在 5 000 m 左右，而山间谷地和盆地海拔为 3 700 ~ 4 300 m，平均海拔在 4 000 m 以上。"冰川之父"慕士塔格峰及其姊妹峰公格尔九别峰也位于此区域。帕米尔高原东侧的山间谷地广泛分布着高原牧场，在山峰背阴处有针叶林分布。河流以内陆河为主，以冰川融雪为水源，根据地形走向，最终在低地处汇聚形成湖泊。其中，位于塔什库尔干县县城西北区域的塔合曼乡有该区域最大的沼泽地。

在此区域考察时，要注意急性高原病的发生。由于部分地区自然环境恶劣，狂风、暴雨、暴雪及山洪、泥石流多发，注意防止自然灾害导致的意外伤害，以及沼□人员伤亡事故。荒漠地区注意防止沙尘损□的生物性损伤。由于地形复杂多变，野外□意防止意外伤害。

（陈　郁）

第二章

进入高原前的准备

　　如何有效降低急性高原病发病风险是科考队员初上高原面临的最突出问题，其次干燥、寒冷、强紫外线等气候特点也给科考队员保持健康状态带来不小挑战。因此，在进入高原前做好适应性训练、健康筛查及物资准备工作将有效降低高原病发病风险，缩短高原习服时间，维护科考队员身心健康，提高作业能力。

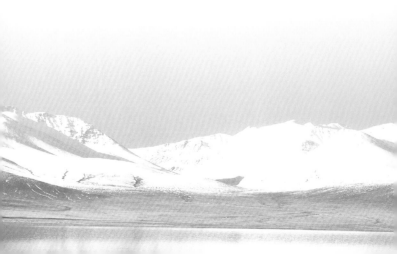

一、适应性训练

（一）耐力训练：在进入高原前 2～3 周，应加强心肺功能锻炼和耐力训练，如长跑、登山、负重、游泳等，而在进入高原前 1 周，应减少高强度运动以促进机体恢复，避免过度疲劳而影响高原习服。

（二）模拟习服训练：有条件的单位，可以使用低压氧舱、便携式模拟高原低氧呼吸机，通过模拟高原低氧低压环境，更加科学地促进习服。

（三）阶梯习服：如需到达海拔 3 500 m 以上高原，则应在 3 000 m 左右地区习服 5～7 天，并保证充足营养及睡眠，同时进行适当耐力性训练，如需到达 4 000 m 以上高原，在到达后还需进行 3～5 天再习服，之后再从事相应体力工作。

（四）腹式呼吸训练：锻炼采用深度腹式呼吸，使吸入气进入腹部，用鼻吸气如闻花香的动作，吸气鼓腹，短暂憋气，再快速收腹，此方法可有效提升血氧饱和度，降低急性高原反应发生风险。

二、健康筛查

人体对高原环境具有强大的习服能力，但是也存在明显的个体差异，因此，通过健康筛查排除高原病易感人群，是减少群体高原病发生的重要措施。目前主要通过询问病史、体格检查以及低压氧舱高原模拟试验排除易感者。

凡有以下疾病者不宜进入高原：

（一）心脑血管系统

1. 高血压

血压控制不良或有心、脑、肾等靶器官损伤。

2. 冠心病

尤其是出现了心绞痛发作，合并了心律失常和心力衰竭，甚至是有明显器质性病变和心室重塑的。

3. 心律失常

房室传导阻滞、完全性右束支传导阻滞等。

4. 风湿性心脏病

5. 严重心肌病

6. 有脑血栓或脑出血病史者

（二）呼吸系统

1. 中度以上慢性阻塞性肺病（COPD）

2. 支气管哮喘

3. 支气管扩张症

4. 活动性肺结核

5. 职业性尘肺

（三）消化系统

1. 消化道溃疡

尤其是活动期有出血倾向者。

2. 肝炎

急性、慢性肝炎活动期，有肝功能障碍者。

3. 脾脏疾病

（四）内分泌系统

1. 糖尿病

血糖控制不稳定或者有酮症酸中毒倾向者。

2. 肥胖

BMI > 30 kg/m^2 者需慎入。

（五）泌尿系统

1. 急、慢性肾脏疾病炎症活动期

2. 肾功能障碍者

（六）其他

1. 明显的贫血、血小板减少性紫癜或其他凝血功能障碍

2. 妊娠期妇女

3. 有癫痫史者

4. 正处于重症感冒、上呼吸道感染，有发热及呼吸道症状明显者

（七）有高原病病史者

曾确诊高原肺水肿、高原脑水肿、高原高血压症（血压增高明显且控制不良）、高原心脏病及高原红细胞增多症者，不宜进入既往相同或更高海拔高度。

三、进入高原前的药品与物资准备

　　高原环境非常特殊，造成高原病的致病因素有很多，有时甚至可能出现大批队员急骤发病，再加上高原地区的医疗条件很差，地广人稀，如果不能充分地准备好相应的药品，会延误急症患者的治疗恢复，常用药品可参考表 2.1—表 2.3。关于具体药品的携带与管理问题阐述如下。

（一）药品的携带方式和管理问题

　　虽然自备药品的携带力求全面，但也同时需要考虑携带的便捷性和使用的高效性，因此可以参考部队驻训的药品携带方式（分级携带、专人管理）。具体建议如下：

　　①集体携带药品为主，根据人员组成、气象和计划驻扎时间调整药品的种类和数量，不要忘记携带氧气、外科医用耗材以及高压消毒锅等消耗品和器材，确保卫

生工作可以正常开展。由于高压消毒锅一般携带较为不便，在没有大量需求的情况下，可考虑携带一定数量的无菌医用耗材或者急救包。

②个人携带药品适量，主要为一些常用和紧急备用药品耗材，包括防治急性高原反应、感冒以及胃肠道疾病的用药，还有少量外科常用清创药品耗材，如果有条件还可以携带便携式的供氧设备。

③药箱大小要限制，建议质量在 12 kg 以下，体积在 0.2 m³ 以下，方便整个途中的运输、搬运，甚至是在特殊情况下的牲畜驮运；个人的急救包（盒）应该以 100 ～ 200 g 为宜，但是要求具备良好的抗压抗拉特性。

④集体携带药品专人管理，注意高原低压、强紫外线的特点，用胶水或者线带等工具密封软木塞类瓶子，避光保存所有药品。须注意高原沸水的温度仍不满足灭菌条件，大量的非灭菌纱布的消毒乃至饮食保障都需要高压锅才能完成。

（二）自备药品的种类和使用明细

1. 抗高原反应和提升耐力类

部分常见中药具备此类作用，包括红景天、人参、党参、黄芪、茯苓、五味子等，目前以相应的中成药最为常见。

表 2.1　自备药品的种类和使用明细

序号	药品名称	剂型	使用方法	药品作用
1	红景天胶囊	0.4 g/ 粒	每日 2 次，每次 2 粒，进入高原前 1 ~ 3 天开始服用	预防急性高原反应
2	复方党参片	0.5 g/ 片	每日 2 次，每次 5 ~ 6 片，进入高原前 1 ~ 3 天开始服用	用于心肌缺氧引起的胸闷等
3	黄芪茯苓片	0.5 g/ 片	每日 2 次，每次 7 ~ 8 片，进入高原前 1 ~ 3 天开始服用	健脾和胃，改善睡眠
4	硝苯地平片	10 mg/ 片	每日 3 次，每次 20 mg，服用 3 天	高原病预防，治疗预防肺动脉高压和肺水肿
5	氨茶碱片	0.1 g/ 片	每日 3 次，每次 1 ~ 2 片	改善通气，减轻急性高原反应症状
6	呋塞米片	20 mg/ 片	每日 1 次，每次 20 ~ 40 mg	强心利尿，治疗预防肺动脉高压和肺水肿
7	丹参滴丸	27 mg/ 粒	每日 3 次，每次 10 丸	缓解急性高原反应的胸闷心慌等供血不足表现
8	地塞米松片	0.75 mg/ 粒	预防用药为 0.75 mg/ 次，每 6 小时 1 次，用于治疗时按需调整剂量	预防和治疗急性肺水肿和脑水肿

2. 缓解症状和辅助用药类

表 2.2　缓解症状和辅助用药

序号	药品名称	剂型	使用方法	药品作用
1	维生素 B₁ 片	10 mg/ 片	每日 3 次,每次 1 片	辅助提高高原耐性
2	维生素 C 片	100 mg/ 片	每日 3 次,每次 1 片	
3	安扑苯片		每日 3 次,每次 1 ~ 2 片	缓解急性高原反应引起的头痛
4	舒必利片	25 mg/ 片	每次 1 ~ 2 片,服用后即止吐,6 小时后可再次服用	缓解高原反应引起的恶心呕吐
5	地西泮片	1.25 mg/ 片	一次 2.5 ~ 5 mg,必要时服用	治疗各种不适引起的失眠
6	眠尔通片	0.1 g/ 片	一次 1 ~ 2 片,必要时服用	
7	布洛芬片	0.1 g/ 片	每日 2 次,每次 0.3 g	缓解头痛症状
8	甲氧氯普胺片	5 mg/ 片	每日 3 次,每次 5 ~ 10 mg	缓解急性恶心呕吐
9	复方阿司匹林	0.4 g/ 片	每日 3 次,每次 1 ~ 2 片	解热镇痛

3. 常规备药（仅供参考，可用同类代替）

表 2.3　常规备药

序号	药品名称	剂型	使用方法	药品作用
1	维 C 银翘片	0.5 g/ 片	每日 3 次，每次 2 ~ 3 片	缓解感冒症状
2	牛黄解毒片	0.25 g/ 片	每日 2 ~ 3 次，每次 2 ~ 3 片	清火消疮，抗病毒
3	枸橼酸喷托维林片	25 mg/ 片	每日 3 次，每次 1 ~ 2 片	镇咳，干咳为主
4	多潘立酮片	10 mg/ 片	每日 3 次，每次 10 ~ 20 mg，饭前半小时服用	治疗功能性消化不良
5	果导片	50 mg/ 片	一次 50 ~ 200 mg	治疗顽固性便秘
6	氯雷他定片	10 mg/ 片	每日 1 次，每次 1 片	治疗各种过敏性疾病
7	诺氟沙星胶囊	100 mg/ 粒	每日 2 次，每次 300 ~ 400 mg	治疗革兰氏阴性细菌感染，主要为腹泻和尿道感染
8	阿莫西林片	0.25 g/ 片	每 8 小时 1 次，每次 1 ~ 2 片	主要治疗革兰氏阳性细菌感染，常见的有上呼吸道感染等
9	阿奇霉素	0.25 g/ 片	每 日 1 次，每次 1 片	治疗敏感菌的感染，例如一些顽固的上呼吸道感染

续表

序号	药品名称	剂型	使用方法	药品作用
10	苯海拉明	25 mg/片	每日2～3次,每次25～50 mg	可用于皮肤黏膜的过敏,也可用于各种晕动症的治疗
11	纱布、绷带、创可贴、云南白药	—	—	用于各种外伤的简单处理

（三）物资准备

1. 高原护肤霜

建议使用同时具有 SPF30、PA+++ 的防晒霜,其成分最好含有二氧化钛和氧化锌等物理防晒剂。防晒霜一般在出门前半小时先行涂抹,并在户外定时涂抹。此外为了预防皮肤干燥,还应该随身携带保湿水等,在皮肤干燥时使用。

2. 高原护唇膏

同高原护肤霜一样,高原护唇膏应选择含有二氧化钛、氧化锌等物理防晒剂以及防晒效果好、滋润度高的润唇膏,能减少水分丢失和干燥嘴唇表皮剥脱,还有适度杀菌作用。

3. 偏振光墨镜

强烈的紫外线照射还会对眼角膜、眼结膜等造成损伤，进而引起角膜炎和结膜炎等，所以还应携带防紫外线效果好的护目镜。

四、进入高原前心理调适

随着社会发展，人类对未知领域的探索逐渐增加，越来越多的人群涌向未知领域，包括高原的无人区。对高原的科考是近年来中国科学家面临的一项任务和挑战，如何圆满地完成对高原的科考不仅与科学家的专业素养有关，而且也与心理状态有关。良好的心理状态有助于科学家们更好地完成高原无人区的科考任务。

（一）进入高原前常见心理

进入高原前常见的心理反应包括焦虑、抑郁、强迫、敌对、恐惧、畏难等，尤以焦虑和恐惧最为突出。

1. 焦虑

初次进入高原的个体在进入高原前，由于缺乏对高原的了解和直观体验，加之其他人的道听途说，往往对高原环境尤其是超高高原的无人区任务产生焦虑心理，如自己去了能不能适应？哪些东西是必备的？哪种意外情况应该怎么处理？如果不能习服高原那怎么完成任务？这样的焦虑心理可能随着高原科考任务的临近而逐渐增加。适度的焦虑是有益的，可以促使个体为避免危险而做更多的准备；但过度的焦虑可能引发睡眠、饮食问题，反而使机体处于不良状态，降低任务状态下的行动能力，甚至导致强迫行为的产生。

2. 恐惧

未进入过高原的个体凭着对高原的一知半解往往会对高原任务产生恐惧心理，害怕自己产生严重的高原反应，如持续的头痛、失眠等症状，自己如何克服？对高原任务尤其是无人区可能遭遇的各种情况心生畏惧，如没有信号、高寒、低氧、低湿等，万一遭遇极端情况，如何成功应对？恐惧情绪可以保护个体远离危险、保持安全，但过度的恐惧可以让人丧失勇气、不敢挑战、行为退缩，甚至放大高原环境的困难和症状，对安排科考任务的人和事持敌对态度。

3. 畏难

对于高原的特殊环境包括高海拔、高寒、强紫外线、低气压、低氧、低湿等特点，个体需要诸多方面的准备和适应，如果没有系统的准备极易将部分准备工作漏掉而导致比较严重的后果。所以在进入高原前，如果缺乏系统的引导，个体容易在准备工作中感到准备工作的"无限性"，即怎么准备都还有漏掉的重要东西，从而让人产生沮丧、抑郁情绪，继而对任务产生畏难心理，甚至产生放弃的念头。

（二）进入高原前心理调适

1. 付诸行动、保持放松

面对进入高原前的焦虑心理，个体可以有针对性地开展准备工作。"行动缓解焦虑"，把时间和精力放在进入高原的准备工作上，可以比较有效地降低由高原科考任务带来的焦虑。同时，对高原任务引发的过度焦虑心理，可以积极开展放松训练，如深呼吸放松、想象放松、肌肉放松等练习，结合系统脱敏疗法，首先制订高原科考任务的焦虑等级（1 ~ 10 级），然后从最低一级开始想象，然后放松，有效放松之后进入下一级想象，循环往复……直到最后一级都能够有效放松，那么对于科考任务的过度焦虑也基本得到了缓解。

2. 树立"观光旅游"心态

面对察觉到的对高原任务的恐惧心理，可以在心理上采取"战略上藐视、战术上重视"的策略，降低对任务的惧怕心理。把困难和极端情况想得少一些，发生概率想得低一些，相信"人定胜天"。同时，高原拥有独特的壮丽风景，荒无人烟的无人区更是处处是绝世美景，美不胜收、引人入胜，科考人员可以对高原美景持期盼态度，以一名观光旅游者的身份进入高原，可以更好地保持轻松心态、斗志昂扬、精神饱满，从而更轻松地完成任务。

3. 遵循规律、树立信心

面对进入高原前可能的畏难心理，可以引导科考人员参考之前的科考任务以及相关的任务执行情况，包括人类对高原极限的挑战，如攀登珠穆朗玛峰。在那么极端的高原人类都可以存活并完成相关的任务，那么对于一般的超高高原，现有的设备和条件是完全可以保障的。同时，高原环境虽然与平原有很大不同，但并不是没有规律可循的，只要遵循规律，那么几乎所有的情况我们都可以有所准备，从而把风险降到最低，保障任务圆满完成。

（刘鑫源　戴　琴）

第三章

进入高原初期的卫生防护

一、进入高原途中的卫生防护

在整个进驻高原的过程中，涉及的机动方式有飞机、火车、汽车以及徒步，我们将根据不同的转运方式来介绍相应的防护知识。

（一）乘坐飞机的卫生防护

在进入高原的所有交通工具中，飞机是最为快速和便利的，但也是最容易引起急性高原反应的方式，所以下飞机后的 6 ~ 72 h 内，需要重点注意防护，具体有以下几点：

①需要有医护人员随行或者接机，及时处理剧烈环境变化引起的不适症状，如头痛、头昏、恶心、乏力等。

②下飞机后有意识地减少活动，避免重体力劳动，3 天内尽量避免洗澡以防受凉感冒。

③即使是换乘汽车，也要稍作休息，建议每天行进不超过 150 km。

（二）乘坐火车的卫生防护

虽然相比于飞机，火车较长的时间周期比较有利于促进队员高原习服，但是相对封闭的车厢环境以及长途劳顿又将造成其他的卫生问题。

①寒暑温度防护：根据季节进行相应管理，夏天携带防暑药品预防途中中暑，冬天随身携带冻疮膏和添加衣物，有条件还可以携带取暖设施，预防冻伤和感冒，尤其是感冒，需要及时处理，甚至停止行程，避免诱发高原肺水肿。

②卫生保障设置：途中需要有卫生人员随行，设立专门的隔离车厢，用来处理重症患者或隔离传染病患者，并告知全体队员具体位置。

③注意卫生维护：主要包括饮食和环境卫生，尽量协调清洁的热食热水，增强队员体力；同时注意环境卫生的维持，避免传染病暴发。

（三）乘坐汽车的卫生防护

相比于前两种交通工具，汽车是最常用的，贯穿进入高原前后的全程，而且相对自由和开放，但是整个团队出发多为自行驾驶和管理车辆，大部分路段处于无人区，需要注意以下几点：

①驾驶员必须保持充足休息；通过危险路段时，队员应先下车，待驾驶员通过后再上车。如遇暴风雪等极端情况，应就近寻找地方躲避。

②乘车队员行驶途中不宜入睡；单次连续行车不超过 2 h，中间须下车适当休息 10 min 左右，休息中不可蹦跳和剧烈运动；车辆严禁超载。

③寒暑防护、晕车防护、卫生维护和饮食调节同火车。

④每晚宿营地海拔上升高度建议不超过 500 m。

（四）徒步行进的卫生防护

在特殊路况条件下，队员不得不选择徒步行进，需要更加注意：

①选择相对安全的行进路线，判定薄冰、浅水区有无危险再通过，绕开沼泽地，尽量携带防水防雨衣物。

②徒步行走 1 h 后应组织休息，有不适症状的应停止前进；出汗后及时擦干，不可马上脱衣，避免感冒及冻伤。

③夜间或过河时，可一组人员手拉手通过，避免掉

队和受伤。

  ④对环境和天气的预防同乘坐汽车。

  ⑤每晚宿营地海拔上升高度同前。

二、进入高原初期的卫生防护

　　在进入高原的 7 天内是急性高原病的高发阶段，需尽量休息并科学吸氧，促进习服建立。而在进入高原 7 天后，高原反应症状基本消失。安静状态下呼吸、脉搏、血压等也较初上高原时明显下降，达到初步习服，但在第一个月内未达到基本习服之前，仍有较高的急性高原病发病风险，卫生防护工作仍需重点关注。除了常规的防寒、防感冒和卫生防护等上文已阐述，还有以下一些卫生防护要点需要注意：

（一）从"活动"预防

　　①作息时间安排：第一周不安排较重的体力劳动，每天睡眠时间保持在 9 h 以上。

　　②现地耐力训练：组织适量的耐力训练，注意个体化和循序渐进。

（二）从"天气"预防

①极端天气预防：积极收集每天的天气信息，针对极端天气及时准备预防。

②季节性防护：冬天防寒防冻，如需外宿应挑选向阳、背风的宿营地，注意保暖以及适度抗冻训练；夏天要注意饮食卫生，防止消化道传染病；备齐防寒衣物，包括帽子、手套、袜子和鞋子等，以免受寒而诱发急性高原反应。

（三）从"口鼻"预防

①预防性氧疗：到达高原后有条件的可采取预防性氧疗，每天低流量（1～2 L/min）鼻导管吸氧4～6 h，可有效缓解缺氧状态，预防急性高原病。

②定制"抗高反餐"：尤其是在初期，原则是高糖、低脂、优质蛋白，但由于低氧使消化系统功能紊乱，因此饮食最好保持"七分饱"状态，切忌暴饮暴食；在高原，维生素消耗量是在平原地区的2～5倍，应多食新鲜蔬菜和水果，着重注意补充必需氨基酸和维生素，能够有效地促进高原适应和体能恢复；注意饮食清洁卫生，为降低食物对消化道的刺激尽可能保证热汤、热饭和热菜供应，减少冰冷食物如凉菜、隔夜食物的摄入。

③戒烟戒酒：吸烟可能产生碳氧血症，加重高原低氧血症和组织缺氧，因此从保护健康和降低低氧血症风险的角度看应减少吸烟，最好戒烟。酒精会增加体内耗氧量，容易引起本就紊乱的消化道功能受损，还可能引起胃黏膜充血、糜烂，进而导致上消化道出血。

④及时药物治疗：有不适症状应尽快向医护人员报告，可进行预防性用药，至少要在发生疾病早期及时服药，避免双重影响，病情恶化。

（刘鑫源）

第四章

进入高原后的卫生防护

一、高原穿衣卫生

根据高原太阳辐射强、温度低、气压低、氧气含量低、昼夜温差大等特点，合理穿衣有助于预防高原疾病的发生。

高原地区总的穿衣原则是：白天防晒，晚上保暖。以下为穿衣参考：

（一）防晒选择

由于高原氧气含量低，太阳辐射强，阳光易对皮肤造成损伤。做好防晒可以从以下几点入手：

①长袖衣物。最简单的防晒装备就是长袖衣物，高原温度低，昼夜温差大，所以建议即使是夏天到高原也要常备长袖衣物，穿着短袖在室外的时间不宜过长。在衣物选择方面，尽量选择有防晒功能的衣物，在没有防晒衣物的情况下，深色较厚材质的衣物防晒效果更好。

②遮阳伞和帽子、披肩。帽子、披肩在高原是常备

物，既能防晒又能保暖。至于遮阳伞，由于高原风大，极端气候较多，建议根据实际情况自由选择。

③防晒霜。这个必备，防晒值最好比较高，最好是SPF（防晒指数）值高于30的防晒霜，因为高原紫外线比较强烈，所有裸露的皮肤最好都涂抹防晒霜，比如脸部、脖颈和手部等。在条件允许的情况下也尽量避免裸露部位在阳光下曝晒，采取物理隔离，如戴手套、围围脖防晒效果更好。

（二）穿衣保暖选择

穿衣保暖从3个方面考虑，包括防风防雨的外套，羽绒和棉服、毛衣等保暖衣物，以及速干内衣。

①防风防雨层，主要是最外层衣物，对准备在高原户外长期作业，需要长时间暴露在室外的人员，防风防雨层能够抵御一定的大风和热量的快速散失，防止极端天气造成的失温现象。冲锋衣和冲锋裤就是防风防雨层的典型代表，大部分秋冬外套、羽绒服搭配雨衣也是可以的。当然，第一选择还是冲锋衣和冲锋裤。遭遇恶劣天气第一时间应当寻找遮蔽物躲避也是十分重要的。

②保暖层。这点是非常重要的，因为高原天气多变，温度变化急骤而且幅度较大，所以保暖一定要做

好，否则会出现失温等状况。春秋推荐毛衣、抓绒衣、羽绒服等作为保暖层选择，夏季抓绒能起到保暖的效果。夜晚活动需要羽绒服保暖。十月到第二年的四月，因夜间温度可以到零下 10 ℃以下，故应尽量全天候穿着羽绒服。

③速干层。夏季的长袖速干衣物也是很好的选择。同时要搭配相应的防风保暖衣物。贴身内衣的选择上尽量考虑速干材质的衣物，否则在出汗较多的情况下，如果不能短时间内干燥，潮湿内衣会导致身体快速失温。

（三）鞋袜选择

鞋子选择耐磨的鞋子，野外活动时杜绝着凉鞋拖鞋。鞋子选择还必须考虑保暖的效果，不要穿太过单薄的鞋子。野外作业时，尽量选择高帮防水的鞋子，防止水和砂石进入。

尽量选择羊毛、速干面料的袜子，透气保暖，湿润的情况下仍然有保暖的效果。高原气温较低，不适合穿着薄袜子。

二、高原饮食卫生

①多食糖类食物，少食用高脂食物，注意补充易消化的优质蛋白。食物的消化有赖于氧的参与，糖类、脂肪和蛋白质三类物质中，糖类的消化耗氧量最低，而且产能效率高，因此，在高海拔低氧环境区域工作，糖类、脂肪和蛋白质三大营养物质中首选糖类作为日常的能量来源，如米、面和当地食物糌粑等。但仍需要食用日常所需的脂肪和蛋白质，以保持营养均衡。

②增加维生素的摄入，少食产气性食物。高原低氧环境，机体对维生素的需求增加，机体易缺乏维生素造成相关疾病，降低机体抗缺氧能力，所以在青藏高原要注意增加维生素的摄入，可使用一定量的维生素补充剂。进入高原缺氧地区后，人体胃肠道活动受到影响，胃肠道中气体易膨胀，食用产气食物会加重胃肠胀气，从而加重人体不适感，因此要少食用产气性食物。

③注意部分微量元素的摄入，预防地方病。由于高

原的地质环境等会造成一些微量元素摄入不足，如碘和硒，引起碘缺乏病和克山病、大骨节病。对于高原地区缺乏的微量元素要注意补充，增加海产品和坚果谷物的食用。

④高原地区水质硬度大，长期饮用后对人体健康有一定影响。在户外工作时，在无相应饮用水处理设备的情况下，不直接饮用地下水、冰川水和雪融水，有条件尽量自带饮用水。藏区的地方性氟中毒多属于饮茶型，即饮用当地砖茶制作的酥油茶所致，因此尽量不饮或少饮用砖茶制品。高原地区气压低、水的沸点低，烧水饮用时尽量使用高压锅将水煮沸，避免水中的细菌性污染。

⑤养成良好的饮食卫生习惯，每天三餐规律，切忌暴饮暴食，戒烟戒酒。饭前便后要洗手。食物加工生熟食分开，不食用生冷食物，食物尽量用高压锅炖煮。

⑥不食用野生动物，防止自然疫源性疾病。青藏高原鼠疫、野兔热、包虫病等自然疫源性疾病传播与高原野生动物有关，因此，在青藏高原不能捕食野生动物，如旱獭、秃鹫等。接触野生动物尤其是野生动物尸体时，要佩戴好防护装备，如口罩手套等。接触野生动物后要及时洗手，避免病从口入。

三、高原住宿卫生

藏区民居主要形式为帐房、石碉房、木头房（见图 4.1）。牧区以帐篷为主，碉房通常都是石木结构的，外形端庄稳固，多位于藏南谷地。木楞房为木质结构房屋，多位于高山峡谷地带。

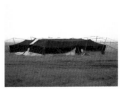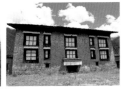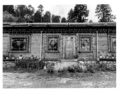

图 4.1　藏区民居：帐房、石碉房、木头房（从左到右）

青藏高原高寒缺氧，对住宿卫生的影响极大，也有许多需要注意的问题。

①青藏高原昼夜温差大，白天日照充足，温度高，夜间降温快，温度低，为防止夜间冻伤或者气温过低影响睡眠，需要注意夜间保暖，在现代建筑中采用空调或者集中供暖。牧区或农村地区采用烤火取暖。

②青藏高原空气湿度随海拔升高而降低，空气干燥，冬季最为明显。空气干燥易造成粉尘扩散，便于病菌传播，还会造成人体皮肤干燥、足裂、口唇脱皮等。在条件允许的情况下，可用加湿器来增加室内湿度，条件不足的，可采用洒水或在室内放置一盆水。

③注意室内空气流通，门窗不能关死，保证通气，以免出现室内缺氧，加重高原反应。应保证室内空气清洁，禁止在室内吸烟。

④良好的睡眠对于习服高原环境十分重要，要按时早睡，晚餐后不饮用精神兴奋性饮料，如咖啡、浓茶等，也不能进食过多，影响睡眠深度和质量。选用轻且保暖效果好的被子，如鸭绒被等，在保暖的同时减少对身体的压迫。不能蒙头睡觉，不能穿过紧的衣物睡觉，否则影响呼吸，加重人体缺氧，加剧高原反应。

⑤初入高原，洗澡易造成感冒，而感冒是急性高原病的重要诱因，尽量不洗或者少洗澡。洗澡时间不宜过长，水温适宜即可，不宜过热，以免造成室内水蒸气过多，加重缺氧，洗完后要及时吹干头发，避免感冒。高原习服后，可适度增加洗澡频率，以保持皮肤干燥。

四、高原睡眠卫生

高原自然条件恶劣，具有气压低、气温低、干燥、风大、太阳辐射强等特点，高原科考需要长期在高原户外进行大强度的实验和考察活动，对科考人员的睡眠造成了不利影响。短期睡眠不足，会使反应迟钝、警觉下降、精力体力下降、精神情绪紊乱，影响正常工作。很多交通和生产安全事故与当事人睡眠障碍有直接关系。长期睡眠不足，会引起内分泌紊乱，血压、血糖等调节代谢障碍，导致机体免疫力下降，出现高血压、糖尿病、心脑血管病等一系列躯体疾病。

到达高原开展科考活动前，应对相关人员进行睡眠健康的相关教育，告知高原睡眠卫生的注意事项，包括：

（1）养成规律合理的作息时间

根据工作实际，制订好计划，科学安排科考活动。避免晚睡和过度疲劳，养成良好的工作、生活和娱乐习惯。

（2）合理膳食

高原自然条件恶劣，气压低、气温低、干燥、风大、太阳辐射强等因素，导致人体消化功能减弱，腹胀、腹泻、便秘、消化不良等胃肠疾病发生率高。睡眠质量又与饮食的结构、种类及烹饪方式、进食时间等密切相关。因此要制订合理的膳食谱，高原以高糖、高蛋白、低脂肪饮食为主，多食新鲜蔬菜水果，荤素搭配，减轻胃肠负担。尽量少食产气类和辛辣食物。

（3）养成良好的生活习惯

①戒烟、戒酒，避免喝浓茶水、咖啡、可乐、红牛等饮料，尤其是睡前禁止饮用。大量吸烟消耗氧气，产生一氧化碳，从而加重机体缺氧，加上尼古丁等有害物质的刺激非常不利于睡眠；大量饮酒增加体内氧气水分消耗，干扰神经系统功能，加重睡眠呼吸暂停，造成早醒等；咖啡、茶、可乐等饮料中含有咖啡因，能兴奋神经系统，干扰睡眠。

②睡眠前 2 h 避免剧烈运动或进行具有刺激性的娱乐活动，睡前避免长时间玩手机、电子游戏等。

③合理运动。研究证明任何运动均有利于改善情绪，促进睡眠，提高睡眠质量。根据个人实际可以选择跑步、散步、打太极拳等。

④睡前温水洗澡，热水泡脚，放松身心，改善血液

循环，提高免疫力，有助于入睡。

⑤定时休息，准时上床，准时起床。若有失眠现象，避免午睡和白天小睡。

（4）营造适宜的睡眠环境

适宜的睡眠环境是良好睡眠的基础与保障。按照住宿卫生要求安排好睡眠环境，有益于睡眠质量；选择合适的枕头、床垫，睡眠以高枕侧卧位为佳。在条件允许的情况下，床旁尽量准备氧气，夜间缺氧难以入睡时，可适当吸氧。

（5）药物治疗

对于吸氧后仍难以入睡的情况，请及时就医，进行相应的药物干预。

五、高原女性卫生

　　高原自然条件恶劣，气压低、气温低、干燥、风大、太阳辐射强等因素影响人体健康，而与男性相比，女性具有其特殊的生理特点，高原环境对于女性的激素水平和生理周期都有影响。研究发现，女性进入高原后，雌二醇和孕激素水平较平原有所下降，月经常出现异常，月经异常的发生率相对较高。

　　针对高原环境对于女性生理的特殊影响，高原女性卫生保健应尽量做到：

　　①加强生理卫生宣教，坚持良好生活习惯。女科考队员首先应多了解生理周期相关的基本知识，正确认识这些知识后，才能消除不必要的精神负担。

　　②科学安排劳动强度。经期应避免重体力劳动和增加腹压的运动，如弯腰提重物、仰卧起坐和俯卧撑等，但可以进行一些较缓和且运动量小的活动，如散步、打乒乓球和台球等。

③进行心理疏导和自我调节。女性较男性更易产生情绪波动，当外界压力或生活问题处理不妥当时，身体容易处于应激状态。因此，对心理、精神等因素导致月经异常的女性，应加强沟通和心理疏导，帮助其缓解压力、调整情绪，保持良好乐观的心态。

④保证能量和碳水化合物的充足摄入。经期除了减少辛辣刺激和生冷食物的摄入以外，更重要的是保证能量和碳水化合物（粮谷、蔬菜、水果等）的充足摄入。能量的充足补给可避免能量摄入不足导致的雌激素合成障碍，影响子宫内膜的增长与脱离，使得经量稀少或闭经，而高碳水化合物食物可促进短期高原暴露时肺泡氧张力的增高和动脉血氧饱和度的增加，利于高原习服。

⑤绝经后女性进入高原前和在高原停留期间可适当补充雌激素，以提高低氧时的肺通气量，减少和预防急慢性高原病的发生。

⑥避免使用避孕药品，避孕尽量采用避孕套。

六、进入高原后心理调适

（一）进入高原后常见心理

进入高原之后个体可能表现出两种截然不同的心理状态，即过于紧张和过于放松。

1. 过于紧张

随着从平原慢慢进入高原，氧气逐渐减少，路上景色慢慢变化，科考人员可能逐渐出现一些缺氧症状，这些症状可能会使部分科考人员心理越来越紧张。紧张心理可能让科考人员过度关注自己的不适症状，导致一些常见、轻微的高原反应被放大，增加了主观感受和症状，不利于对高原环境的习服，从而导致进入高原之后行动能力下降，畏首畏尾，不敢放开手脚做事情，影响科考任务的完成。

2. 过于放松

相反，部分高原科考人员进入高原之后，发觉自己并没有严重的高原反应，甚至常见的高原反应都极其轻微，于是开始放松，甚至过于放松，将之前牢记的高原禁忌全部抛在脑后，出现一些不遵循规律的行为，如过度体力活动、不注意保暖（如过早洗澡）导致感冒、疲劳工作、不规律作息等。这样的心态和行为极易导致严重高原反应的发生，从而带来不必要的危险。

值得一提的是，部分反复进入高原执行任务的人员，在二次或多次上高原之后，对高原毫无畏惧之心，准备工作也越来越敷衍，认为自己多次上高原，肯定没事。但是，需要注意的是，一次上高原没有发生严重高原反应，并不能保证每次上高原都没有高原反应。因为每次上高原个体的状态都很不相同，不同的机体状态会不同程度地影响个体对于高原的习服和适应。客观上，二次习服对于高原来说是需要的。有的个体二次习服比第一次更困难，表现出更严重的高原反应症状。

（二）进入高原后心理调适

1. 适度关注自己的症状

对于初入高原产生的紧张心理，科考人员可以适度关注自己的感受和症状，避免过度关注带来的症状放大。实际上，适度关注高原反应症状有利于及时采取措施（如吸氧、休息）缓解高原反应，可以帮助个体更好地习服高原环境。但过度关注反而会增加紧张心理、加重原有的高原反应症状，所以对于过度紧张心理需要放松（具体方法见前一节心理调适）和适当转移注意力。个体把注意力转移到高原的壮丽景色、地理环境和地势地貌、平原没有的美食、高原动物、高原少数民族的风土人情、科考的具体任务等，都可以有效地降低初入高原的紧张心理，从而更好地保障任务的完成。

2. 循序渐进开展活动

对于进入高原之后的过于放松心态，科考人员要牢记遵循规律。心态放松本身有利于个体对高原环境的习服和适应，但过于放松可能带来潜在的风险。因此，为了避免不必要的风险和麻烦，上高原之后须谨慎行事，哪怕状态再好，也尽量循序渐进，不冒进、不出风头、不冒险，不做过于危险的事情（如过度体力活动、低温沐浴、睡眠环境不够保暖等），以持续地保持自己的良好状态和行动能力。

对于二次或多次习服高原的个体来说也须谨慎，进入高原后注意观察自己的感受和症状，循序渐进地在高原开展相关活动。尤其是多年以后再次进入高原执行任务的人员，随着年龄的增长，机体对高原的习服能力也会逐渐下降，因此对二次或多次高原习服也不可掉以轻心，这样才能把风险降到最低。

（唐才智　戴　琴）

急性高原病的自我防护

一、急性高原反应

急性高原反应是指平原地区的人员进入高原后，因对环境的习服机制尚未建立而发生的一系列急性低氧应激反应。由于不同人群对缺氧的敏感差异，人体内部各个系统对缺氧刺激的反应也不尽相同，因此症状表现也不一致，以神经系统、循环系统、消化系统症状较为多见。

【症状与体征】

一般来说，以进入高原后 72 h 之内为高发期，常见症状有头痛、恶心、呕吐、心悸、气短、便秘、厌食等。体征主要为口唇和甲床发绀、脉搏加快、面部或四肢轻度水肿。

【诊断】

从平原进入高原后出现上述症状即可诊断。

【治疗】

轻度患者休息 3 ~ 5 天可自行缓解，3 000 m 以上每天吸氧 1 h，4 000 m 以上每天吸氧 2 h，有症状时按需吸氧。中度患者需对症治疗和氧疗，头痛者给予阿司匹林、对乙酰氨基酚等药物，恶心、呕吐则给予氯丙嗪等。重度患者需立即住院治疗，防止病情加重。

【预防】

进入高原初期避免剧烈运动和饮酒，注意保温防止受凉，保证充足的睡眠。科考人员一般有充分的准备时间，建议在进入高原前一周可考虑服用红景天、人参、党参、西洋参等相关药物预防，也可考虑服用地塞米松等作为预防用药，但是多用于没有准备需马上进入高原者。

二、高原肺水肿

高原肺水肿是由人体严重缺氧引起的肺动脉压升高，肺毛细血管通透性增加，肺泡中液体渗出的一种急性重症高原病。常在4 000 m以上的高原发病，2 500～3 000 m的高原也有发病，但较为少见。

【症状与体征】

主要表现为胸闷、心悸和呼吸极度困难，症状严重时患者可自觉濒死感。初为干咳，后咳出白色或粉红色泡沫痰。体征表现为肺部听到湿性啰音。

【诊断】

进入3 000 m以上高原后出现咳嗽、咳白色或粉红色泡沫痰，出现静息时呼吸困难等可诊断为高原肺水肿。

【治疗】

半卧位休息，持续低流量吸氧。有泡沫痰时，将氧气通过50%～70%乙醇瓶吸入。使用呋塞米脱水利尿，氨茶碱降低肺动脉压、扩张支气管，同时可以使用地塞米松。

【预防】

　　建议采用逐步习服的方式，也就是阶梯式上高原。国外推荐每晚入睡的海拔高度差值不超过 500 m。患有心肺疾病者不宜进入 3 000 m 以上高原。避免寒冷，注意保温，防治上呼吸道感染。避免剧烈运动和饮酒，积极预防和治疗急性高原反应。

三、高原脑水肿

又称高原昏迷，是由急性缺氧引起的脑细胞功能障碍和病理性损害，多发生于海拔 4 000 m 以上地区。

【症状与体征】

症状表现为严重头痛、频繁呕吐和共济失调，部分患者出现欣快感、烦躁或表情淡漠、神志恍惚、嗜睡甚至昏迷。体征可为口唇发绀、心率增快、肢体张力异常、瞳孔不等大、对光反应迟钝或消失。

【诊断】

因快速进入高原出现的嗜睡、意识障碍及昏迷等临床表现，需排除其他原因引起的昏迷，如脑出血、一氧化碳中毒和癫痫等，即可诊断为此病。

【治疗】

平卧位，保持呼吸道畅通。低浓度、低流量（2 ~ 4 L/min）持续吸氧。通过物理降温来降低机体耗氧量，保护缺氧的脑组织。主要使用甘露醇、地塞米松、速尿来治疗，有感染症状可以使用抗生素。

【预防】

预防方式同高原肺水肿。避免过度疲劳和受寒，尤其是高海拔地区一定要避免饮酒和重体力劳动，注意合理休息。积极防治上呼吸道感染。对急性高原反应严重者应及时治疗。

（陈　郁）

第六章

高原常见病的自我防护

一、眼耳口鼻常见病

（一）干眼症

高原地区缺氧、寒冷、昼夜温差大、紫外线强，容易造成泪液质或量的异常，泪膜稳定性下降，出现眼部不适或眼表组织病变。

【症状与体征】

常见症状包括眼睛干涩、容易疲倦、眼痒、有异物感、痛灼热感、分泌物黏稠、怕风、畏光、对外界刺激很敏感，严重者出现视力下降。

【治疗】

干眼症的治疗首先以缓解症状为主。症状较轻可用眼周按摩、热敷等物理治疗。药物治疗包括人工泪液、抗炎治疗。人工泪液是治疗中度水液缺乏型干眼病最主要的治疗方式之一。长期使用时应尽量选用不含防腐剂的人工泪液，以避免药物的不良反应。对于中重度干眼症，可加用四环素类药物、环孢素 A、糖皮质激素和脂肪酸滴眼液等。注意糖皮质激素类药物不可长期使用。常规治疗效果不好或中重度干眼症患者也可手术治疗，常用的有泪小点栓塞术、自体游离颌下腺移植术、睑缘粘连术等。

【预防】

进入高原前可准备紫外线防护眼镜、维生素片及人工泪液等。减少电子产品的长时间使用，尽量不戴隐形眼镜，女性尽量少画眼线及眼影。多饮水、保证充足睡眠及均衡饮食。

（二）急性结膜炎

急性结膜炎是一种由细菌或病毒感染而引起的急性眼病，又称红眼病。

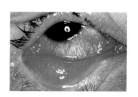

【症状与体征】

可出现结膜充血和水肿、分泌物增多、结膜下出血、乳头增生、滤泡形成、膜或假膜形成、耳前淋巴结肿大和压痛等体征，自觉眼部异物感、烧灼感、发痒和流泪等症状。

【治疗】

治疗以局部点眼药为主，常用各种抗生素及磺胺眼药水，睡前可用抗生素眼药膏；对分泌物多的可用无刺激的冲洗剂，常用冲洗剂有生理盐水及硼酸水等，冲洗结膜囊清除分泌物。经积极治疗，预后一般良好。

【预防】

急性结膜炎勿包扎患眼。不可用热毛巾敷眼，需用冷敷。勤洗手，不共用毛巾，不用手、衣袖和不干净的手帕拭眼。用过的毛巾、手帕等个人用品要每日开水烫洗。浴室洗澡时最好自带浴具。

（三）雪盲

雪盲是一种急性光源性眼病，主要原因是强烈的阳光通过雪地反射，经过晶状体的聚焦到达视网膜黄斑部，造成组织的热灼伤而致视力下降。

【症状与体征】

主要症状包括双眼刺痛、灼痛、眼睑痉挛、结膜充血、水肿、畏光、异物感、流泪。严重者角膜出现弥漫性上皮脱落，造成暂时性失明，其危害较大。

【治疗】

患上雪盲症，应及时撤到暗处，用干净的冷水或眼药水清洗眼睛，然后用眼罩、干净的纱布覆盖眼睛，闭眼休息。一般雪盲症的症状可在一周内恢复。

【预防】

在雪地行走或工作要佩戴太阳镜或有色防护眼镜（需标注"防紫外线""UV400"等字样），同时压低帽檐、眯眼等也可减少雪光及阳光中紫外线对眼睛的强烈刺激。尽量避免在紫外线最强的时间安排科考任务或外出旅游，若无法避免，则注意做好防护且在雪地停留的时间不宜过长。

（四）口腔溃疡

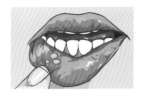

口腔溃疡是一种常见的发生于口腔黏膜的溃疡性损伤病症，以轻型复发性阿弗他溃疡最为常见。进入高原后，常因自然环境变化、精神紧张、营养不均衡等多种因素的影响而出现口腔溃疡，且容易反复。

【症状与体征】

表现为局部黏膜充血水肿、浅表溃疡，多见于唇、颊、舌部等被覆黏膜部位，呈圆形或椭圆形，单发或多发，可为白色、红色、黄色或灰色，伴有局部灼痛，特别是接触刺激性食品时疼痛感更强。严重者可伴有白细胞增多、局部淋巴结肿大、发热及头痛等全身症状。

【治疗】

口腔溃疡具有自限性，一般自发病起 1 ~ 2 周后即可自愈。也可用药物缓解疼痛、加速愈合。可用抗菌漱口水漱口，如复方氯己定含漱液，10 ~ 20 mL/ 次，早晚刷牙后含漱。也可使用含有止痛药的含片、凝胶或喷雾。严重者也可使用皮质类固醇含片，可减轻疼痛加速溃疡愈合。

【预防】

日常生活中应注意避免食用过硬、过烫及辛辣刺激性食物，尽量用刷毛柔软的牙刷刷牙，注意饮食均衡。适时调整情绪，舒缓压力。

（五）唇炎

唇炎是唇部的急性或慢性炎症，常累及唇红和唇红缘，唇炎可由多种外源性或内源性因素引起，高原长期 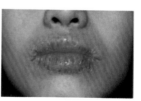 日光暴露是唇炎发生的重要原因。

【症状与体征】

常见症状包括发红、干燥、脱屑、开裂、水肿，严重时会出现唇部渗液、糜烂，伴有瘙痒和烧灼感。

【治疗】

大多数患者可通过基础保湿即可缓解，如用凡士林、橄榄油、润唇膏等涂抹唇部皮肤。严重者可使用类固醇激素软膏抑制局部炎症，如已结痂者可先局部湿敷再用药。

【预防】

避免频繁咬唇、舔唇等不良习惯，做好唇部保湿及防晒。

（六）鼻出血

鼻出血又称鼻衄，多因鼻腔病变引起，也可由全身疾病所引起。高原地区缺氧、寒冷、空气干燥，因此鼻出血发病率较高。

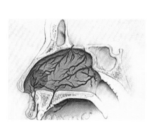

【症状与体征】

常表现为血液从单侧鼻孔流出，全身性疾病导致的可表现为双侧出血。如果短时间内出血量大可向后流向咽部。

【治疗】

鼻出血时可先做紧急处理，多数出血可停止。取坐位弯腰前倾以防止吞咽血液引起呕吐，向鼻中隔方向捏紧两侧鼻翼，并保持 10 ~ 15 min，不能为了观察出血是否停止而释放。适当擤鼻以便清除血液和血凝块。也可放置棉球（或脱脂棉球）至出血侧鼻孔（有时涂以抗生素软膏），咳出咽部的积血并冷敷鼻梁。若出现血液从鼻腔涌出或造成呼吸困难、面色苍白或意识模糊或经上述处理后出血仍不停止等情况时，应及时送往医院治疗。

【预防】

上高原前应自备鼻腔盐水喷雾或凝胶，以保持鼻腔湿润；室内可使用加湿器增加湿度。修剪指甲并减少挖鼻孔的次数。

（七）鼻炎

鼻炎是鼻黏膜或黏膜下组织因为病毒感染、细菌感染、刺激物刺激等，导致鼻黏膜或黏膜下组织受损所引起的急性或慢性炎症。

【症状与体征】

鼻炎主要有鼻塞、鼻痒、鼻内异物感、流涕、打喷嚏等症状。

【治疗】

治疗应根据病因进行，若为脓性鼻涕，常为感染性鼻炎，可予以生理盐水冲洗鼻腔，服用抗感染药物如阿莫西林进行消炎治疗。若有过敏性鼻炎病史，可予以糖皮质激素类药物治疗滴鼻或喷鼻，如糠酸莫米松鼻喷雾剂、布地奈德鼻喷剂等，或口服氯雷他定、孟鲁司特钠等。

【预防】

应注意作息，避免过度疲劳，增强体质，预防感冒。高原寒冷环境的刺激容易诱发过敏性鼻炎，需注意保暖，避免食用过冷的食物。

二、其他高原常见病

（一）急性上呼吸道感染

急性上呼吸道感染一般特指轻度的上呼吸道疾病，为自限性综合征，明显不同于流行性感冒、咽炎、急性支气管炎、急性细菌性鼻—鼻窦炎、变态反应性鼻炎等。多由病毒引起，少部分可由细菌引起，多发于冬春季节。初上高原地区，上呼吸道感染容易诱发高原反应，需引起重视。

【症状与体征】

临床表现有以下几种类型：

（1）普通感冒：病毒感染引起，主要表现为喷嚏、鼻塞、鼻部卡他症状，咳嗽、咽干、咽痒或烧灼感，部分病例可出现咽痛、头痛、呼吸不畅、声嘶等，重者可导致发热、畏寒等。查体可见鼻黏膜充血、水肿及分泌物，咽部红肿。

（2）急性病毒性咽炎及喉炎：主要表现为咽痒和灼热感，咽痛及咳嗽均不明显，可有声嘶。查体可见喉部充血、局部淋巴结肿大和触痛。

（3）急性疱疹性咽峡炎：偶见于成人，可有明显咽痛、发热。查体可见咽部充血，软腭、悬雍垂、咽及扁桃体表面灰白色疱疹及浅表溃疡，周围伴红晕。

（4）急性咽扁桃体炎：起病急，多诉咽痛、畏寒及发热，体温可达 39 ℃以上。查体可见咽部明显充血，扁桃体肿大和充血，表面可见黄色脓性分泌物，有时伴颌下淋巴结肿大及压痛。

[治疗]

（1）原则：以对症治疗为主，同时注意戒烟、休息，多饮水，加强营养，进食清淡、易消化食物；保持室内空气流通，防治继发细菌感染。

（2）对症治疗：咳嗽、咽干患者可予以伪麻黄碱改善鼻充血；必要时加用解热镇痛药物。

（3）抗感染治疗：不主张使用抗生素；如白细胞明显升高、咽部脓苔及咯黄痰等细菌感染证据充分时可经验性选用青霉素类、头孢一代、大环内酯类及喹诺酮类药物。对于无发热、免疫功能正常、发病不超过 2 天的患者一般不建议使用抗病毒药物，而免疫缺陷患者可早期常规使用。利巴韦林及奥司他韦因广谱抗病毒作用，多作为初选药物。

【预防】

加强锻炼、改善营养、饮食生活规律、避免受凉及过度劳累有助于预防上呼吸道感染。年老体弱者应注意在流行季节佩戴口罩。

（二）急性胃肠炎

急性胃肠炎是胃肠道黏膜出现急性炎症的一种临床疾病，通常因进食不洁、生冷或刺激性食物而诱发。

【症状与体征】

表现为上吐下泻，腹痛多在中上腹，呕吐物往往为刚进食不久的胃内容物，腹泻轻者每天数次，严重者每天数十次。若为侵袭性细菌感染，可因肠道黏膜被破坏而出现黏液脓血便。有些细菌虽不侵犯肠道黏膜，但释放致病毒素入血，造成发热等全身症状。

【治疗】

急性胃肠炎一般经过补液、饮食控制与充分的休息后可治愈。轻、中度脱水者可予口服补液盐，严重脱水者需静脉补液，情况改善后改为口服补液。除严重呕吐患者外，一般不需禁食，考虑细菌性感染时可用喹诺酮类抗生素，如诺氟沙星、环丙沙星等，对大部分细菌性急性胃肠炎效果较好。

【预防】

食用干净的饮用水及食物，尽量食用熟食。注意营养均衡及充足睡眠，以提高机体免疫力。

（三）睡眠障碍

睡眠障碍是指在睡眠—觉醒过程中身体表现出的功能障碍。进入海拔高度 2 000 m 以上就可能发生与高原环境有关的高原睡眠障碍。海拔越高，自然环境越恶劣，睡眠障碍发生率越高。

【症状与体征】

具体表现为入睡困难或失眠，总睡眠时间减少，尤其是深睡眠及快动眼睡眠明显减少，浅睡眠明显增加，总觉醒时间和次数增加，睡眠各期之间转换频繁，可出现周期性呼吸、睡眠呼吸暂停及低氧血症，清晨醒来后可能伴有头昏症状。

【治疗】

高压氧是治疗高原睡眠障碍的有效手段之一，通过高压氧治疗可以有效改善气体交换，增强氧合能力，并加速乳酸清除，减轻缺氧对组织的损伤。严重时可服用第三代镇静催眠药物，如唑吡坦、佐匹克隆、扎来普隆等。部分中成药对改善睡眠也有一定作用，如消痰解郁方、红景天、复方丹参滴丸等。除药物治疗之外，行为和认知疗法、放松疗法等在治疗高原睡眠障碍方面有潜在作用。

【预防】

去高原前，应学习高原卫生防护知识，一定程度上掌握应对睡眠困扰、负面情绪等的方法，增进对高原环境下作业的心理适应性。野外作业时可携带增压帐篷，通过加压方式增加帐篷内氧分压，或通过设备向房间内输送氧气，提高室内氧浓度，纠正低氧导致的睡眠障碍。

（四）痔疮

痔疮是肛门直肠底部及肛门黏膜的静脉丛发生曲张而形成的一个或多个柔软静脉团的慢性疾病。初上高原环境，身体面临饮食和生活习惯的改变，可能出现

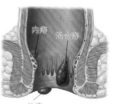

便秘，加速痔疮的发生。痔疮以齿线为界可分为内痔、外痔、混合痔 3 种。

【症状与体征】

有的可无任何症状，有的可表现为肛周皮肤瘙痒、出血，出血一般无痛，可能在厕纸上见鲜血，若痔内形成血栓可造成疼痛，查体时可扪及肿块。

【治疗】

对单纯性外痔、轻度内痔、混合痔和肛周湿疹等，可以温水坐浴（将臀部浸泡在温水中，每日 2 ~ 3 次、每次 10 ~ 15 min）、便后坐浴、马应龙痔疮栓等治疗；对嵌顿性外痔，可辅助回纳外痔后，按上述治疗方案处理；血栓性外痔、内痔活动性出血等需要到医院处理。

【预防】

预防痔疮最重要的是防止便秘，养成定时排便，不忍便、不长时间蹲厕的习惯。同时多吃蔬菜、水果等富含纤维的食物以促进排便。必要时可使用大便软化剂，如比沙可啶等增加排便次数。

（五）失温症

失温症又称低温症（低体温症），是在一定温度、湿度、风力和辐射热等环境条件下，或体温调节功能受损时，人体热量流失大于补给，造成核心区温度 < 35.0 ℃而出现的病理性生理反应。高原地区的特殊环境，是失温症发生的高危因素。

【症状与体征】

轻度失温（体温 32 ~ 35 ℃）可能造成颤抖，意识清醒但缺乏自我照护能力；中度失温（体温 28 ~ 32 ℃）时颤抖症状可存在或消失，出现精神障碍但尚有意识；重度失温（体温＜28 ℃）时无意识，颤抖症状消失，有时会有反常脱衣现象，甚至心源性猝死。

【治疗】

轻度失温阶段可采用间接外部复温，即去除湿冷衣物，使用保温毯、含糖饮料口服补液为主。中度失温阶段采用间接外部复温＋主动外部复温，如以电热或机械力温暖的空气毯＋常规无创复温治疗（静脉输注温暖液体，吸入温暖加湿氧气）为主。重度失温阶段需要主动内部复温，如以静脉输入预温液体、吸入温暖加湿氧气、膀胱和胃复温等。

【预防】

外出工作应关注天气情况，遇气温骤降，出现冰雹、冻雨、大风灾害性天气时，尽量不要外出工作。若意识到有出现低温症的可能性，应尽快找到避风场所，同时尽快穿戴或覆盖衣物、棉被、睡袋、保温毯等，更换被汗水、雨水、雪水等浸湿的衣物，减少机体热量继续流失。轻度低体温时适当运动可以增加热量，但如果体温持续下降须立即停止运动并且向周边求助。

（六）冻伤

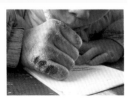

冻伤即冷损伤，是低温作用于机体的局部或全身引起的

损伤，低温强度和作用时间、空气湿度和风速与冻伤的轻重程度密切相关。高原地区通常气温较低，且多风雪，冻伤是常见病和多发病。

【症状与体征】

冻伤常发生于手、足、头面部。一度冻伤，受损在表皮层，受冻部位皮肤红肿充血，自觉热、痒、灼痛，治愈后除表皮脱落外，不留瘢痕。除红肿外，伴有水疱，深部出现水肿，剧痛，皮肤感觉迟钝为二度冻伤。三度冻伤伤及皮肤全层出现黑色或紫褐色，痛感觉丧失。四度冻伤伤及皮肤、皮下组织、肌肉甚至骨头，可出现坏死、感觉丧失。脚冻伤时表现为皮肤局部发冷，感觉减退或敏感，皮肤出现苍白或青紫、痛觉敏感、肢体不能持重等症状。冻伤严重时可导致冻僵，危及生命。

【治疗】

冻伤的治疗关键在于迅速脱离寒冷环境及快速复温，冻伤的早期复温能明显减轻组织继发损害，高寒地区，沸点降低，水浴复温可从 37 ~ 39 ℃开始，5 ~ 10 min 后升高到 40 ~ 42 ℃，当冻伤组织出现红色或紫色，触之柔软提示复温完成，这个过程通常需30 min。复温后可局部涂敷冻伤膏。

【预防】

保暖是预防冻伤最有效的方式之一，外出作业时穿棉大衣、棉帽、手套、棉靴等可大大降低冻伤发生率。同时可随身携带压缩饼干、巧克力等高热量食物防止因饥饿加重冻伤。

（七）日光性皮炎

日光性皮炎是因强日光照射皮肤，引起皮肤出现急慢性变态反应和光中毒反应而产生的皮肤炎症的总称。主要与日光中波长为290～320 nm 的紫外线过度照射有关。

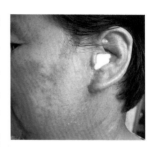

【 **症状与体征** 】

皮肤暴露部位在受日光照射数小时后出现充血水肿性红斑、有刺痛或烧灼感，部分对紫外线过敏的患者甚至出现水疱，损伤处剧痛，严重者可伴有恶心、头痛、眼花等全身症状。

【 **治疗** 】

轻度的皮肤红斑通常不需特殊治疗，数日内可自愈。重度患者可先在脱敏条件下用炉甘石洗剂或氧化锌软膏等药物局部消炎止痛及止痒。有水疱者要预防水疱破裂感染，泡大者可用注射器抽液，涂红霉素软膏；有全身症状者可进行对症治疗和服用抗组胺药物，严重者可应用类固醇类药物。

【预防】

首要预防措施是防晒，一天中 10：00—14：00 紫外线最强，对皮肤的伤害较大，应尽量避免在此时间段外出工作，确实需要外出应做好防晒措施，如戴遮阳帽、防护镜、涂抹防晒霜等。如果皮炎与食物、药物或涂抹化妆品有关，那么就要尽量减少与这些物质的接触。

（八）皮肤皲裂

皮肤皲裂主要是指皮肤表面出现干燥和线条状裂痕的症状，常见部位是经常摩擦和表皮增厚、

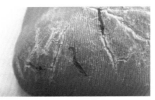

干燥的部位，比如手、足掌无皮脂腺、角质层较厚的区域。

【症状与体征】

轻度皲裂的皮肤干燥，仅累及表皮，无疼痛、出血等。中度皲裂的皮肤干燥，裂隙累及真皮浅层伴轻度疼痛、无出血等。重度皲裂的皮肤干燥，裂隙累及真皮深层和皮下组织伴出血、疼痛等，严重时可继发真菌、细

菌感染。

【治疗】

可先用温水浸泡患处 30 min，以软化角质，擦干后涂抹保湿软膏。一般情况可涂抹尿素软膏，过度角化皲裂患者可涂抹维生素甲酸软膏。

【预防】

要避免接触化学类的物品，比如硫酸、苏打、肥皂水等容易损伤皮肤黏膜的物品。常使用润肤霜滋润保护皮肤，让皮肤保持一个滋润的状态，有助于预防手足皮肤的皲裂。

（九）高原血压异常

高原血压异常是一种病理性生理反应，缺氧时可引起机体血压升高或降低，多数表现为升高。随着对高原低氧环境的习服，大部分血压可恢复至原来水平。若此种血压异常状态持续存在，产生继发性损害，即转变为高原高血压症或高原低血压症。

【症状与体征】

高原高血压症可有头痛、头晕、心悸、胸闷等症状，既往血压正常，查体发现血压升高，超出正常标准，收缩压 $\geq$ 140 mmHg，舒张压 $\geq$ 90 mmHg，多为舒张压增高，收缩压轻中度升高，脉压缩小。高原低血压症可表现为头晕、眼花、心悸甚至晕厥等症状，且常在下蹲、跑步等体位改变时加重，既往血压正常，测量血压 < 90/60 mmHg。

【防治】

高原高血压患者应避免剧烈活动，戒烟，控制体重，限制钠盐摄入；可予以血管紧张素转换酶抑制剂、β 受体阻滞剂或钙离子拮抗剂治疗，如硝苯地平，10 ~ 20 mg，2 次 / 日。高原低血压症患者应注意避免剧烈活动，症状严重时需卧床休息、吸氧。

（十）痛风

痛风是尿酸盐晶体沉积的一种慢性关节炎性疾病，它主要与嘌呤代谢紊乱和尿酸排泄障碍所导致的高尿酸血症相关。在我国高原地区，痛风的发病率高于平原地区，并且随着居住时间的延长而逐渐增高。

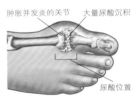

"足痛风"

【症状与体征】

以急性关节炎为特征，表现为关节的红肿热痛和功能障碍。通常在晚上发作，患者从严重的关节疼痛中醒来，第一次发作常呈自限性，一般 2 天至几周可自行缓解。痛风石是痛风的一种特征性的损害，它可以发生在身体的任何关节、肌腱和关节周围组织，从而导致骨及软骨的破坏。

【治疗】

急性痛风发作时可卧床休息，抬高患肢，治疗主要以抗炎镇痛为主，一线用药为非甾体抗炎药和秋水仙碱，如果上述药物无效或出现不良反应时可以选择糖皮质激素。间歇期和慢性期的治疗主要是降血尿酸，可使用排尿酸药如苯溴马隆，抑制尿酸生成药如别嘌醇等。

【预防】

在饮食上应严格限制高嘌呤的食物，多食瓜果蔬菜，鼓励患者多食碱性食物。保证足量饮水，以每天2 000 ~ 3 000 mL 为宜。定期监测尿酸，及时调整治疗药物，将尿酸控制在正常水平。

（吴明霞　陈宗涛）

第七章

高原传染病防治

在高原上会出现各种各样与平原地区相同的传染病，有些传染病具有更高的发病率，而有些则是并发症，有更大的危险，更多的是需要引起科考队员重视，并做到早知道、早预防、早诊断、早治疗。

一、细菌性传染病

（一）鼠疫

【流行特征】

青藏高原存在喜马拉雅旱獭和青海田鼠两种鼠疫自然疫源地。日喀则地区的西部、那曲及昌都地区的北部多见。

【传染源】

鼠类和旱獭、鼠兔、肺鼠疫患者。

【传播途径】

经跳蚤在啮齿动物间传播，在一定条件下通过染疫的旱獭、田鼠传播给人类，最主要的是鼠→蚤→人的传播途径，可经皮肤、消化道、呼吸道造成人感染。

【临床表现】

起病急，病情重，主要为发热、颜面潮红、结膜充血、皮肤黏膜出血、淋巴结肿大等全身毒血症状，严重者可出现意识障碍、血压下降等症状，最终因全身多器官功能衰竭而死亡。

【治疗方法】

　　1. 严格隔离消毒。

　　2. 常规链霉素治疗，可联合磺胺类或四环素类治疗。

　　3. 对症支持。

【防疫措施】

　　1. 消灭传染源和宿主：灭鼠灭蚤灭旱獭。

　　2. 预防接种。

　　3. 做好防疫工作（包括健康教育）。

（二）结核病

【传染源】

　　开放性肺结核患者和携带分枝杆菌的牛。

【传播途径】

　　高原寒冷、干燥、低压低氧气候环境和落后卫生条件使结核病发病率较高，使人与人之间飞沫传播可能性增大。

【流行特点】

　　冬春季高发；男性高发；阿里地区、日喀则市和拉萨市较多；有着明显的空间聚集性。

【临床表现】

反复低热，呼吸道症状为咳嗽、咳痰、咯血、胸痛等。X 线表现为空洞、纤维化、支气管播散特征。

【治疗原则】

1. 应用异烟肼、链霉素、乙胺丁醇、利福平等。

2. 休息，加强营养。

3. 早期、联合、适量、规范、全程用药。

【防疫措施】

管理好传染源，加强体育锻炼。

（三）细菌性痢疾

【流行特征】

夏秋季节。

【传播途径】

常通过接触被污染带菌的食品、水源，也可通过蚊虫间接传播。

【临床表现】

全身可有发热症状，常见腹痛、腹泻、里急后重等消化系统症状，严重者可出现黏液脓血便。

【治疗原则】

1. 隔离，补液、维持酸碱及电解质平衡。

2. 敏感抗生素治疗。

【防疫措施】

    1. 加强水源和食物的卫生监管。

    2. 养成良好的个人卫生习惯。

    3. 及时进行消杀灭工作。

（四）伤寒

【发病高峰】

    集中在夏季。

【传播途径】

    粪口传播。

【临床表现】

    特征为持续高热，但脉搏相对较缓，有全身中毒症状，出现玫瑰疹，严重者可脾肿大。

【治疗原则】

    1. 及时隔离。

    2. 物理降温等对症支持治疗。

    3. 有严重毒血症状者给予抗生素联合激素治疗。

    4. 中医中药治疗。

【防疫措施】

    1. 加强食物卫生监管。

    2. 带菌者搜索、治疗。

    3. 早发现、早隔离、早治疗。

    4. 免疫接种。

（五）布鲁菌病

【流行特征】

主要分布于青海高原管理的牧区，散养放养的带菌牲畜如羊、牛、猪等为主要传染源。分布面积大、范围广，主要分布在牧区、半干旱和干旱区、草甸地区和高山草原地区。

【传播途径】

多见于接触病畜的畜牧人员或兽医，此外可经食用未煮沸的病畜、染菌的奶制品以及空气飞沫感染，苍蝇等媒介生物也可能传播。

【临床表现】

以特征性的波状热为主要表现，常见关节疼痛，慢性者可出现肝脾肿大。

【治疗原则】

1. 对症支持治疗，物理降温防止高热，维持水电解质平衡。

2. 抗菌治疗：以四环素和链霉素联合运用为主。

3. 慢性感染者长期治疗。

【防疫措施】

1. 严密监测牲畜情况，防止病畜接触和被食用使疫情传播。

2. 定期疫苗接种。

二、寄生虫病

（一）绦虫病

【流行特征】

　　西藏、青海果洛藏族自治州、玉树藏族自治州及川西藏区，这些地区卫生医疗条件较差、家畜管理方式相对落后，且人群喜食生肉、缺乏健康教育等。

【传播途径】

　　误食被绦虫卵污染的未煮熟的肉类。

【临床表现】

　　腹部不适、消化不良、腹泻、头痛、乏力、精神异常、贫血。

【治疗原则】

　　1. 喹咯酮。

　　2. 甲苯咪唑。

【防疫措施】

　　1. 加强粪便管理。

2. 禁食生肉或未熟透的肉类。

（二）包虫病

【流行特征】

主要分布于四川、青海、西藏交汇地带的大型草原牧区，以牧民、宗教人士患病率最高。

【传播途径】

误食带有犬绦虫虫卵的食物或与带虫家畜及与狗类接触。

【临床表现】

表现为局部压迫症状、毒素作用及过敏反应，可因多种严重并发症致死。

【诊断方法】

1. 免疫诊断。

2. X 线断层术、B 超、同位素扫描等检查诊断。

【治疗原则】

1. 外科手术取出。

2. 发生毒血症及过敏反应时对症支持治疗。

【预防措施】

1. 防止病畜及犬粪污染食物。

2. 消灭病犬。

3. 提高牧区管理条件。

三、病毒性传染病

（一）上呼吸道感染

青藏高原呼吸道传染病，主要以上呼吸道感染为主，在高原非常容易发展为肺水肿甚至脑水肿，最终造成死亡。

【传播途径】

经空气飞沫传播。

【流行特征】

高原寒冷、干燥的气候使呼吸系统易发生炎症损伤，这也是引发急性高原病的一个重要诱因。

【临床表现】

全身症状有恶寒、发热、全身酸痛、乏力等，呼吸道症状有鼻塞、流涕、咽干、咽痒等。

【治疗原则】

1. 注意休息，多饮温水，保持口咽部湿润。

2. 有发热、头痛症状者使用解热镇痛药，如散列通、布洛芬等。

3. 谨慎应用抗生素，但是肺水肿等并发症早期应积极进行激素治疗。

【防疫措施】

1. 及时隔离。

2. 房间消毒。

3. 接种疫苗。

4. 中草药煎服预防。

（二）COVID-19（新冠肺炎）

青藏高原 COVID-19 的病例不多，但是因为青藏高原地广人稀，医疗资源可达性不足，一旦发生，后果比较严重。而且 COVID-19 通常合并上呼吸道感染，在高原也有可能发展为肺水肿甚至脑水肿，最终造成死亡。

【传播途径】

接触、飞沫传播，有母婴传播可能，气溶胶传播途径尚无证据，WHO 提示在炎热湿润气候中也能传播。

【流行特征】

感染高峰期多在秋冬和早春，交通闭塞和医疗防疫环境的不佳是造成流行的重要原因。

【临床表现】

多数为普通型和轻型，表现为发热、干咳、乏力，严重者出现休克、急性呼吸窘迫综合征等。其中发热和干咳为出现率较高的症状。

【治疗原则】

1. 立刻就地隔离治疗，或全程封闭地转入专门的方舱医院等接收新冠肺炎患者的医疗场所进行治疗。

2. 有严重发热、头痛症状者，在符合防疫和治疗原则的前提下，可使用解热镇痛药如散列通、布洛芬等缓解症状。

3. 进行免疫力调节和抗病毒治疗（主要由医院执行）。

【防疫措施】

1. 立刻严格隔离。

2. 房间消毒。

3. 接种疫苗。

（三）流行性乙型脑炎

【流行特征】

主要分布在察隅，昌都、当雄、拉萨等也有疫情报道，由乙型脑炎病毒引起，经蚊虫叮咬传播。

【临床表现】

以中枢神经系统症状为主，表现为高热、意识障碍、惊厥、强直性痉挛、脑膜刺激征及深浅层神经反射变化等。

【治疗原则】

    1. 对高热症状进行物理降温或肌注安乃静等。

    2. 惊厥处理使用镇静剂：苯巴比妥钠肌注。

    3. 应用脱水剂和糖皮质激素防止脑疝。

    4. 对症支持治疗。

【防疫措施】

    1. 挂好蚊帐，驱蚊灭蚊。

    2. 接种灭活疫苗。

（四）甲型病毒性肝炎

【致病因素】

    由甲型肝炎病毒引起，常食用被污染的食物或未煮熟的水产品导致。

【临床表现】

    疲乏、厌食、恶心、发热、黄疸等。

【治疗原则】

    1. 隔离。

    2. 对症支持治疗。

    3. 清淡饮食，少食多餐。

    4. 药物口服维生素 B 族、肝泰乐等保肝药物，有条件者可注射丙种球蛋白。

【防疫措施】

1. 及时隔离。

2. 接种甲肝疫苗。

3. 杜绝生吃水产品。

4. 严格食物加温煮透。

（五）狂犬病

【流行特征】

主要分布于西藏、青海玉树及果洛藏族自治州，因犬类散养及畜牧需求，人或家犬被野生狼或病犬咬伤所致。

【临床表现】

低热、食欲不振、恶心、头痛、倦怠等，兴奋期出现极度恐水、怕风、怕声、怕光、兴奋、狂躁、痉挛等，麻痹期出现迟缓性瘫痪，呼吸麻痹而死亡。

【治疗原则】

1. 单室严格隔离。

2. 对症治疗，防治并发症。

3. 及时有效疫苗注射。

【防疫措施】

1. 管理传染源，定期有效地对动物进行疫苗接种。

2.处理伤口：常采用肥皂水或0.1%的新洁尔灭反复冲洗并挤压伤口，尽量排出污血。

3.及时注射狂犬疫苗。

四、立克次体病

（一）流行性斑疹伤寒

【流行特征】

主要分布于生活条件落后，鼠密度相对较高的川藏高山峡谷区，经人虱、蚤等经皮肤叮咬而感染。

【临床表现】

发热、头痛、全身性皮疹、肝脾肿大等。

【治疗方法】

1. 大环内酯类，如红霉素、罗红霉素、阿奇霉素等。

2. 氯霉素也有效，因副作用大不作为首选。

3. 对症支持治疗。

【防疫措施】

1. 防止生虱、鼠、蚤。

2. 及时隔离患者。

3. 对接触者进行灭虱处理。

4. 注射斑疹伤寒疫苗。

（二）恙虫病

【流行特征】

分布于藏东南地区，主要发生于夏秋季节，因感染立克次体的恙螨幼虫叮咬所致。

【临床表现】

发热、头痛、皮疹、皮肤焦痂、淋巴结肿大及肝脏肿大。

【治疗方法】

对症支持治疗。

【防疫措施】

1. 灭鼠。

2. 做好个人防护。

（三）Q热

【流行特征】

分布于新疆、甘肃、青海、西藏等省，春夏多发。

【传染源】

由贝纳柯克斯体引起，通过蜱虫为媒介在牛、羊等家畜中传播。

【传播方式】

经呼吸道、消化道或接触传播给人体。

【临床表现】

高热、寒战、头痛、全身酸痛、恶心、呕吐，体温2～3天上升至39～40℃，持续5～10天。

【治疗原则】

以多西环素类抗生素治疗为主。可口服或静滴土霉素、四环素。

【防疫措施】

1.牛羊肉、乳品必须煮沸消毒后才可食用。

2.疫源区内要避免接触畜圈。

五、螺旋体病

钩端螺旋体病

【流行特征】

　　主要分布于盛产水稻的川藏高山峡谷区，多见于夏秋水稻收割季节。

【传播途径】

　　接触疫水、污染的土壤或带菌动物排泄物。

【临床表现】

　　发热、头痛、全身乏力、淋巴结肿大，特征性表现为眼结膜充血、腓肠肌疼痛等。

【治疗原则】

　　1. 对症支持治疗。

　　2. 抗菌药物、镇静药物及肾上腺皮质激素治疗。

【防疫措施】

　　1. 开展动物宿主消杀灭。

2.疫源地水源管理、消毒。

3.预防接种。

4.做好个人防护。

（王　瑞）

第八章

高原合理吸氧

　　随着海拔逐渐上升，空气密度不断下降，单位体积内的氧含量逐渐减少。在海拔3 000 m以上的高原地区，缺氧环境严重损害人体健康。吸氧能显著提高机体血氧饱和度，纠正人体缺氧状态，消除或减轻头疼、头晕、胸闷、呼吸困难、失眠等高原反应症状，有效预防或减少急慢性高原病的发生与发展。但吸氧方案不合理或不能进行合理规范的吸氧，不但直接影响吸氧效果，还可能产生吸氧反应，甚至氧中毒，加重机体损害。有效地在高原环境吸氧，是提升高原作业人员作业效率和生存质量的首选措施，是决定高原作业人员作业能力的关键所在。

一、急进高原人员合理吸氧

急进高原后高原反应明显者需吸氧。

（1）采用鼻导管或面罩吸氧方案

海拔 3 000 ~ 4 000 m 地区，建议吸氧流量为 2 L/min，1 h/d，连续 3 ~ 4 d。

海拔 4 000 ~ 5 000 m 地区，建议吸氧流量为 2 L/min，2 h/d，连续 5 ~ 7 d。

海拔 5 000 ~ 5 500 m 地区，建议吸氧流量为 2 ~ 3 L/min，2 h/ 次，早晚各 1 次，连续 7 d 以上。

缺氧反应改善不明显或睡眠情况仍较差者，可适当延长吸氧时间。

（2）采用弥散供氧方式吸氧方案

海拔 3 000 ~ 4 000 m 地区，建议空间内弥散供氧浓度为 24.3% ~ 26.8%。

海拔 4 000 ~ 5 000 m 地区，建议空间内弥散供氧浓度为 25.0% ~ 28.1%。

海拔 5 000 ~ 5 500 m 地区，建议空间内弥散供氧浓度为 25.5% ~ 28.7%。

弥散供氧的吸氧方案适用于急进高原人员和短居高原人员（居住时间 < 3 个月）。

二、移居高原人员合理吸氧

移居高原人员（居住时间 > 3 个月）中从事体力劳动者、慢性高原病患者、持续睡眠障碍者以及妊娠期妇女均需长期低流量吸氧。

（1）采用鼻导管或面罩吸氧方案

海拔 3 000 ~ 4 000 m 地区，建议吸氧流量为 2 L/min，1 h/d。

海拔 4 000 ~ 5 000 m 地区，建议吸氧流量为 2 L/min，2 h/d。

海拔 5 000 ~ 5 500 m 地区，建议吸氧流量为 2 ~ 3 L/min，2 h/ 次，早晚各 1 次。

（2）采用弥散供氧方式吸氧方案

海拔 3 000 ~ 4 000 m 地区，建议空间内弥散供氧浓度为 23.2% ~ 25.0%

海拔 4 000 ~ 5 000 m 地区，建议空间内弥散供氧浓度为 23.6% ～ 25.5%。

海拔 5 000 ～ 5 500 m 地区，建议空间内弥散供氧浓度为 23.9% ～ 27.3%。

三、吸氧安全

1. 鼻导管或面罩吸氧安全

在常压纯氧供氧条件下，人体吸入氧浓度不超过 40% 时，即可避免吸氧反应的发生。吸氧浓度计算公式：吸氧浓度（%）=21+4×氧流量（L/min）。以吸入氧浓度为 40% 计算，可最大吸入氧流量约为 5 L/min 的纯氧。在高原环境下，大气压低且提供的氧源非纯氧，所以在高原采用鼻导管或面罩低流量（1～4 L/min）吸氧安全可靠。

2. 弥散供氧吸氧安全

在海拔 3 000～4 000 m 地区，室内允许的最大弥散供氧浓度为 26.8%；海拔 4 000～5 000 m 地区，室内允许的最大弥散供氧浓度为 28.1%；海拔 5 000～5 500 m 地区，室内允许的最大弥散供氧浓度为 28.7%。在高原弥散供氧室内，禁止使用明火，避免火灾发生。

四、积极应用缺氧防护装备

改善高原野外作业人员的住宿环境，装备高原高寒地区弥散供氧住宿方舱（图 8.1），可有效对居住空间弥散供氧、升温加湿、密闭保暖，缓解高原缺氧、寒冷、干燥、风大等不利因素对人体的损害，满足高原作业人员的生活住宿保障要求，是当前作为改善高原高寒地区作业人员住宿环境最为理想的装备。

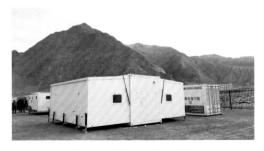

图 8.1　弥散供氧住宿方舱

（冉　庄）

高原常见自然灾害的脱险与求生

　　青藏高原山系纵横，峡谷众多，加之特殊的高原地理环境，导致青藏高原灾害种类多，分布地域广，发生频率高，严重威胁着科研人员的身心健康。因此，本章主要介绍野外科考时常见的自然灾害及其脱险求生方法。

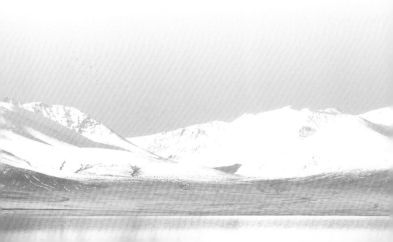

一、暴风雪

（一）定义

暴风雪即雪暴，俗称白毛风，是指大量的雪被强风卷着随风而起，并且不能判定当时是否有降雪，水平能见度小于 1 km 的天气现象。暴风雪是伴随着强风寒潮出现的暴雪天气，发生的机会并不太多，但它总是伴随着寒潮灾害和大风灾害出现。

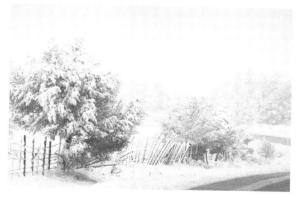

图 9.1　暴风雪

（二）形成特点

暴风雪的形成与暴风雨的形成相似。冬春季节，当云中的温度低至 0 ℃时，云中的小水滴结冻，当结冻的小水滴与其他小水滴相撞时，这些小水滴就变成了雪，雪与其他小水滴或雪继续相撞且变大时，便会往下落，当风速到 56 km/h，温度降到 –5 ℃以下，暴风雪便形成了。暴风雪天气的主要特点是雪大、风猛、降温强、灾害重。

（三）危害

暴风雪天气出现时，水平能见度往往小于 1 km，人在这样的环境中容易失去方向，还常伴有剧烈的降温和降温后的低温天气，导致人迷路而冻死于野外。同时，对于不熟悉的地形，很难判断出雪的深浅，人要是掉到了雪坑里，逃生十分困难。

（四）我国高原地区分布

1. 暴风雪发生的季节规律

初冬和初春是暴雪的多发时期，隆冬暴雪相对较少，出现暴风雪时，狂风裹挟着暴雪，其风力一般为 7 ~ 8 级，降雪量 ≤ 8 mm，降温 ≥ 8 ℃。

2. 暴风雪发生的地区分布

暴风雪主要分布于藏北高原的那曲地区、藏南谷地林芝地区的墨脱县境内以及喜马拉雅山脉谷地，如聂拉木县、吉隆县等地域，尤其是那曲地区，12 年间（2000.1—2012.1）总共发生 95 次灾害，其中有 51 次是暴风雪灾害。

（五）防护

关注暴风雪的最新预报和预警信息，尽可能地减少外出活动。若确实需要外出，需做好防寒保暖准备，储备足够的水和食物，外出遇到暴风雪时，应尽可能寻找安全的躲避地点等待暴风雪结束。科考过程中突发暴风雪时可采取以下几种应急措施：

最安全的应急措施是待在车中，在燃料充足的情况下可开启发动机提供热量，但需注意开窗透气；燃料耗尽后，尽可能裹紧所有能够防寒的衣物，并在车内不停活动。

待在帐篷里，避免帐篷被积雪压垮，应不时地抖动帐篷，另外，为避免在帐篷或雪洞中窒息而亡，还要确保积雪没有阻断通风口。

在茫茫雪原或山野，因露天受冻、过度活动会使体能迅速消耗，因此，需减去身上不必要的负重，在合适的地方挖雪洞避身。

二、雪崩

（一）定义

　　雪崩是指高山上的积雪在其内部的内聚力抗拒不了重力拉引时，向下滑动或崩落，引起下方积雪的连锁反应，造成大量雪体崩塌的现象。青藏高原上严重的雪崩危险区主要有念青唐古拉山、喜马拉雅山及横断山脉北部等山系。

（二）形成特点

　　雪崩常常发生于山地，也可发生于特大雪暴中。山坡积雪量达到一定程度后，其自身的重力逐渐趋近于积雪内部的内聚力，当这两种力量的抗衡达到一个平衡状态时，雪体便变得极不稳定，此时只要有轻微的扰动，如大风、踩踏，甚至一句高声喊叫，就可能触发雪崩。

（三）危害

　　雪崩被称为"白色妖魔"，雪山地区经常发生，破坏性极大。雪层在雪崩裂点处断裂下滑，高速冲泻而下，其前沿会形成冲击力极大的气浪，其运移速度近3倍于12级台风，破坏力极强。

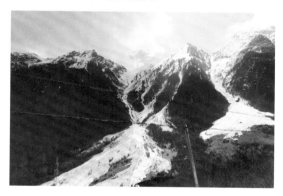

图 9.2　雪崩冲击瞬间（图片来自网络）

（四）我国高原地区分布

1. 雪崩发生的季节规律

　　大多数雪崩发生在冬季，但当春天降雪非常大时也容易发生雪崩。日尺度上，大雪后次日的晴天最易发生雪崩，但也有例外，主要取决于当时的天气、积雪量及相应的诱发因素。

2. 雪崩发生的地带特征

在空间尺度上，容易诱发雪崩的地带：有小雪球滚落的斜坡、带有雪檐的斜坡、无树木生长的 35°左右陡坡、积雪出现裂缝的斜坡、南面和西南面的斜坡，以及旧雪之上有新雪覆盖和因气温上升而积雪松软的地方。

3. 雪崩发生的地区分布

我国高原地区喜马拉雅山、念青唐古拉山、喀喇昆仑山、横断山脉北部是雪崩高发区。

（五）防护

1. 做好勘察，尽量绕开易雪崩区

一般来说，下述地形容易发生雪崩：①有季风积雪的高山背风面；② 35°~ 50°的斜坡面；③在背阴坡面，特别是山谷较深陡处，由于长期积存着大量的干雪，容易发生雪崩。

2. 在雪山附近活动时，做好预警措施

下雪期间或雪后，远离陡斜的坡面和雪堆等危险区；规划野外科考行动路线时，应尽可能走山脊线，尽量绕开雪崩区，如必须横穿雪崩危险地带，则要以最快的速度通过，且步伐要轻，声音要小，减少因震动引起雪崩的危险，同时要安排专人观察并做到及时报警，通

过时人与人之间要用色彩鲜艳的主绳联结，每人系上鲜艳的雪崩飘带。

队伍后面的人要沿着开路人的足迹轻轻快速通过。在雪山附近发生恶劣天气时即可视为雪崩警报，此时应停止一切行进活动并撤退。如必须在野外宿营，则要选择绝对安全的地方，尽量避免背风坡。当感到不安全时，应立即转移。

3. 掌握雪崩遇险逃生知识

遭遇雪崩时，首先需保持镇静，立刻抛弃背包等随身重物，如果时间允许，立即向雪流方向侧边跑，如不能跑出，则应快速抓住周围固定物体或躲在坚硬掩体后以防身体被雪流裹挟带走。如周围已无可依靠东西，则迅速前倾身体，双手捂住口鼻，避免因雪粒的冲击引起窒息。

如被雪流裹挟带走，需以游泳姿势划动双腿双臂，力求浮在雪流表面。因为人比雪的密度大得多，如果任由雪流冲走则在雪流停止后极易被深埋。在雪流快停止时用力将身体顶出，争取让自己的一只手伸出雪面以便救援人员发现。

如不幸被埋，要保持镇静，两臂交叉撑于胸前，并以手护住面部，这样可以在面部周围残留一些呼吸空间，此时让口水自然从嘴里流出，以口水流动方向判断上下方，确认好后便立刻向上挖掘，一定要赶在雪凝固之前到达雪流表面。如遭遇困难，不能从雪堆中爬出，则应停下来保存能量等待救援，注意保护心脏周围温度并时刻提醒自己不要睡着。注意救援者呼喊声，不宜长时间大声呼救，可用随身物品敲打发出呼救信号。

三、泥石流

（一）定义

　　泥石流是指在山区或者其他沟谷深壑，地形险峻的地区，因为暴雨、暴雪或其他自然灾害引发的山体滑坡并携带有大量泥沙以及石块的特殊洪流，是高原山区常见的一种自然灾害。

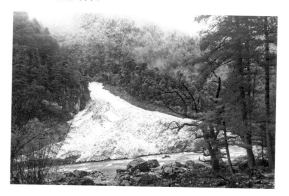

图 9.3　拉萨当雄工贡村沟谷泥石流

（二）形成特点

泥石流的形成，必须同时具备以下三个条件：①有陡峭便于集水集物的适当地形，如高原上一些山高沟深的地区；②上游堆积有丰富的松散固体物质，如岩层结构松散、节理发育的地区；③短时间内有突然性的大量流水水源，如突发性的大暴雨或冰融水的大量流出。

（三）危害

泥石流具有瞬时性、突发性，它在极短的时间内将大量泥沙石块冲出沟外，破坏沿途的房屋、道路及其他工程设施，摧毁沿途农作物、林木及耕地，人员可能由于躲避不及而大量伤亡。泥石流灾害后，河流堵塞，如灾情严重情况，供水、供电、交通、通信设施及医疗机构等公共服务系统都会陷入瘫痪。

（四）泥石流发生的地区分布

藏东高山峡谷区：该区地质灾害活动十分频繁。以泥石流、滑坡、崩塌为主，还有少量的冰湖溃决、雪崩。该区地质灾害总体特征呈群发性，发生频率高，危害严重，在高强度降水和高温条件下均会发生。

藏南高原湖盆谷区：此区域内发生的地质灾害主要有泥石流、滑坡、崩塌、冰湖溃决、沙害等，其中泥石流以雨水型泥石流和冰湖溃决型泥石流为主，分布在海拔 4 000 m 以上的山地。该区地质灾害总体特征呈群发性，发生频率较高，仅次于藏东高山峡谷区，为地质灾害较重灾区。

藏北高原湖盆区：该区为冰川型泥石流，主要分布在南部的高山峡谷区，班公湖北岸也有泥石流、崩塌分布。

（五）防护

暴雨季节不在沟底长时间停留。如要野营应选好露营点，掌握侦察技术，做到早发现早预防。雨季穿越沟谷时，先仔细观察沟谷上方有无异常及声响，确认安全后快速通过。一旦发生大雨天气，当觉察到山谷有异常声音时，要立即向坚固的高地或沟谷的旁侧山坡跑去，即跑动方向要与泥石流成垂直方向，此时应向旁侧山坡上面爬，越高越好，切忌采取原地爬树躲避或顺着泥石流的流动方向逃跑等方法。

四、地震

（一）定义

地震又称地动，是地壳在快速释放能量过程中造成的振动，其间产生地震波的一种自然现象。地球上板块与板块之间相互挤压碰撞，造成板块边沿及板块内部产生错动和破裂，是地震发生的主要原因。

（二）危害

破坏性地震是一种严重危害人类生命安全和经济安全的自然灾害。强烈的震动使建筑物倒塌，造成人员伤亡和财产损失，地震引发的次生灾害包括有毒有害化学品的泄漏、火灾、泥石流、滑坡等。

（三）地震发生的地区分布

西藏自治区、新疆南部，因同处喜马拉雅山脉地带，属地震多发区。中华人民共和国成立以来，西藏自治区境内已发生大小地震百余次，其中林芝、米林、拉萨、昌都地区是地震高发区。

青藏高原地震区基本涉及高原地域的所有山系，包括我国西藏、新疆、青海、甘肃、宁夏、四川、云南全部或部分地区，也包括阿富汗、巴基斯坦、印度、孟加拉国、缅甸、老挝等国的部分地区。该地震区是我国地震活动最强烈、大地震频繁发生的地区。

（四）防护

1. 注意地震先兆

通常来说地震是有先兆的。强烈的地震发生前，会出现动物、气象、地下水及地形等宏观异常效应。如科考时发现野外泉点水量突然增加或断流、泉水变色、变浑或散发异味，鸟或昆虫惊飞，冬眠蛇出洞，老鼠白天活动不怕人或出现动物的大规模非正常群体迁移等，都要引起警觉并互相提醒。不少地震在震前瞬间会出现地声、地光等异常现象，这些现象的出现需引起我们的警惕。

2. 利用周围条件，及时躲避险境

住平房的人若发现较早，短时间跑到室外是完全可

能的；但若发现较晚，或住在楼房，应立即远离玻璃门窗及其他可能坠落的物体并迅速躲到坚固的家具下面，或躲到易形成三角空间的地方避震。面积小、整体性相对较好的厕所、厨房、小开间的房子以及墙角、坚固家具下都是较好的避震场所。

跑出的人切勿靠近那些还未完全倒塌的建筑物以及有崩塌滑坡危险的山体地段。

3. 发挥顽强精神，巧妙离开险境

如不幸被压埋，在精神上要有强烈的求生欲望以及战胜一切困难的气概，此刻保持冷静最为重要。

如被压埋在废墟下，应注意用毛巾、衣服等遮挡物捂住口鼻。此时尽量试探性地活动，让四肢挣脱，然后缓缓清除压埋在头部的各种物体，再把胸部周围掏出一些空间，以便让氧气进入维持呼吸，此时应观察周围环境，条件允许可用砖头等硬物支撑住可能塌落的重物。如周围空间较大可供人活动，则最好朝着有光线和空气的地方移动以便离开险境。

被压埋后，要想方设法寻找水和食物。在此危险境地下要学会"饥不择食"，以保持体力。在等待外界救援期间不宜长时间大声呼喊，在听到外面有人靠近时要

冷静观察自身所处环境，设法使外界听到（如敲击物品），从而达到呼救的目的。

（谭　超）

第十章

高原现场急救技术

在高原科考工作和生活，有可能发生呼吸和（或）心脏骤停以及意外伤害。高原地区地广人稀、交通不便，受伤后送医困难，故有必要掌握一些现场紧急救护技术，主要包括基础生命支持技术、现场止血方法、包扎、固定等。

一、基础生命支持技术

基础生命支持是针对呼吸和（或）心脏骤停人员采取的一系列急救措施。主要包括胸外心脏按压和人工呼吸。实施基础生命支持急救越早越好，一般不应超过呼吸心跳停止后 4 ~ 6 min。具体操作步骤如下：

（一）判断呼吸心跳是否停止

轻拍伤员，大声呼喊，如无反应，表明意识丧失。进一步检查呼吸是否停止，颈动脉是否搏动，检查时间不能超过 10 s。

【方法步骤】

用食指和中指触及气管正中部位，然后向旁滑移 2 ~ 3 cm，触摸颈动脉搏动，如无搏动可判定心脏骤停。若呼吸停止、无颈动脉搏动，应立即进行胸外按压。

（二）胸外按压

①将伤员仰卧于平坦坚实地面，快速解除衣物。

②施救者跪地挺身，于两乳头连线中点，双手重叠，手指交锁，掌根与胸骨平行，双臂伸直，垂直向下按压，使胸骨下陷 5 ~ 6 cm。

③待胸廓完全回弹后，再次按压。按压期间手掌不能离开按压部位，按压应快速、有力，频率 100 ~ 120 次 /min，如图 10.1 所示。

④按压 30 次后再进行口对口人工呼吸。

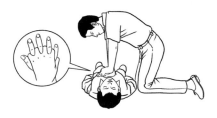

图 10.1　基础生命支持技术

【注意事项】

1. 施救者按压时不可弓腰驼背肘弯曲。

2. 按压应持续，中断按压时间不能超过 10 s。

3. 不能用力过猛，避免造成胸骨或肋骨骨折。

（三）口对口人工呼吸

清理伤员口鼻内异物，采用仰头提颏法开放气道。

捏紧伤员鼻孔，用嘴包严其口唇吹气 1 s，同时观察其胸部是否隆起，吹气后立即松开鼻孔，重复吹气一次。吹气量一次为 500 ～ 600 mL。

当伤员牙关紧闭不能张口或口腔、面部严重损伤时，可改用口对鼻人工呼吸。施救者用手将伤员的双唇紧闭，用双唇包严其鼻孔吹气。

【注意事项】

1. 胸外按压与人工呼吸比例为 30 ：2，此为一个循环。连续 5 个循环后，检查伤员颈动脉搏动及呼吸，如未恢复，应继续实施 5 个循环后再判断效果，如此循环操作。

2. 如伤员出现自主呼吸、肢体活动、脉搏搏动等生命征象，则表示抢救成功。

3. 如复苏持续 30 min 以上，仍无心跳和自主呼吸，可考虑终止复苏。

（四）自动体外除颤仪

高原科考装备建议配备自动体外除颤仪（AED），配备时要注意选择适合在高海拔地区正常工作的 AED 性能。心脏骤停的患者往往发病突然，除颤是通过电刺激使心脏尽快恢复跳动，具体的操作方法如下：

1. 接通电源

打开 AED 盖子，将电极板插头插入 AED 主机插孔，开启电源；注意在准备 AED 的同时，要持续行心肺复苏术。

2. 安放电极片

解开患者衣物，保持胸部皮肤无遮挡，女性患者应脱去内衣；并保证患者胸部干燥，将两块电极片分别贴在患者左侧乳头外侧和右侧胸部上方；使电极片充分接触皮肤。

3. 除颤

①按照语音提示操作 AED，等待 AED 分析心律，分析心律时避免接触患者，接触患者会导致分析不准确；分析完毕后，AED 将会发出是否进行除颤的建议。

②确认所有人均没有接触患者，高声提醒所有人员与患者保持一定的距离，同时按下除颤电极的两个"除颤"按钮进行除颤。

③检查打印除颤后患者心电图，确定除颤效果。

4. 心肺复苏

除颤完成后，如果患者还没有恢复呼吸及心跳，应继续对其进行 2 min 心肺复苏操作，并再次使用 AED 除颤。心肺复苏术 +AED 重复操作。

二、现场止血方法

在高原科考工作、生活，刀割伤、刺伤和擦伤等出血不可避免。当一次出血超过人体全血量的 20% 时，人就会出现脸色苍白、脉搏细弱等休克表现。当出血量达到全血量的 40% 时，会出现休克和生命危险。在救护过程中，必须迅速准确地止血。

（一）判断出血种类

动脉出血血色鲜红，呈喷射状。静脉出血血色暗红，呈缓慢涌流状。毛细血管出血呈片状渗出，血色鲜红。

（二）分析出血程度

受伤人员出血多者常出现以下特征：皮肤和黏膜苍白；脉搏细弱，四肢发凉；皮肤潮湿，全身衰竭；躁动不安，伴有烦渴；严重者将出现昏迷。

（三）现场止血方法

1. 直接压迫法

如果伤口不大且较为表浅，血流速度较慢，可直接用干净柔软的敷料或手巾压住伤口并扎紧即可止血。

2. 指压止血法

指压止血法是根据动脉走向，用手指用力压迫出血动脉近心端，阻断血流，达到止血目的（图 10.2）。

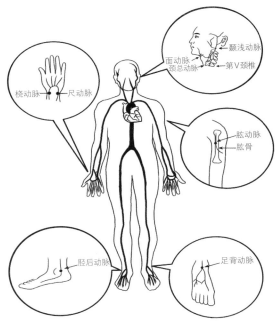

图 10.2　指压不同部位止血

3. 加压包扎止血法

加压包扎止血法是最常用的止血方法之一，对于体表及四肢的一般静脉、毛细血管和小动脉出血，大多数均能达到止血的目的。

用急救包、棉花、纱布等做成的垫子放在伤口上，再用绷带或三角巾加压包扎，用压力止住出血。压力大小以不影响血液循环为宜，包扎范围比伤口稍大。抬高患肢避免静脉回流受阻。在没有无菌纱布时，可使用消毒卫生巾、餐巾等替代。

4. 填塞止血法

对于颈部或臀部较大而深的伤口，可用无菌纱布塞入伤口内，再用绷带或三角巾包扎固定。

5. 止血带止血法

当上述方法不能止血时，可用橡皮或布制止血带将伤肢扎紧，压迫动脉血管达到止血目的。止血带过紧会压迫神经或软组织；过松会增加出血；时间超过 5 h 会引起肌肉坏死，厌氧菌感染，甚至危及生命。使用时应慎重，仅用于现场急救。

【注意事项】

1. 不能将止血带直接缠在皮肤上，应缠在展平的衣服或衬垫上，不能有皱褶，以保护皮肤。

2. 在运送途中一般 1 h 应松解 1 次，不再出血可不扎,改为加压止血法。

3. 上止血带的肢体应固定好,在高原要注意保暖,以免发生冻伤。

三、包扎

包扎材料除了专业的急救包、三角巾、四头带、绷带外，在紧急情况下，干净的毛巾、头巾、围巾、手帕，或撕开的衣物均可作为临时包扎材料。

（一）头面部包扎

1. 头部包扎

将三角巾的底边折叠两层约二指宽，把三角巾底边放于前额再拉到脑后，相交后先打一半结，再绕至前额打结。

2. 面部包扎

将三角巾顶角打一结，打结处放于头顶，三角巾罩于面部，三角巾左右两角拉到颈后，交叉后再绕至前额打结。包扎完后在眼、口、鼻处剪开小孔。

3. 下颌包扎

先用四头带中央部分托住下颌，上位两端在颈后打结，下位两端在头顶部打结。

（二）肩部包扎

1. 三角巾燕尾式包扎法

将三角巾折成燕尾式，燕尾夹角放于肩上正中，燕尾底边两角绕上臂上 1/3，并打结。然后拉紧燕尾两角，分别包绕胸背，于对侧腋下打结（图 10.3）。

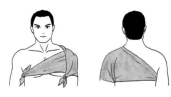

图 10.3　燕尾式包扎法

2. 肩部"8"字形包扎法

在伤侧的上臂靠近腋下处，作环形绷法绕臂部两圈固定，再经胸前穿过对面垫好敷料的腋下，经背后回到伤侧的上臂。用"8"字形包扎法缠绕 1 圈，再绕躯干 1 圈。如此反复，直到将患处完全包裹为止（图 10.4）。

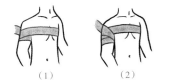

（1）　　　　　（2）　　　　　（3）　　　　　（4）

图 10.4　肩部"8"字形包扎法

3. 就便器材包扎法（单肩毛巾包扎法）

先将毛巾对折搭在一带上，再将它固定在上臂根部。上片毛巾的前角系一带，后角向前折成三角形，从肩部经胸前拉到对侧腋下，下片毛巾后角系一带，前角向后折成三角形，包肩经背部拉到对侧腋下与上片系带打结。

（三）胸背部包扎

用绷带在胸部由左向右环形缠绕两圈固定。自左肋下斜过胸前，到右肩部，沿背部斜下回到原处，绕胸一圈，再自背后斜上到左肩，经胸前斜上回到原处。如此重复进行。

（四）腹部包扎

单侧腹股沟包扎法：在腹股沟下绕股上部环行两圈固定，自股的外侧斜过耻骨到对侧髂嵴，自背后绕回，在原侧股前斜下到髂嵴，绕背后回到股内侧，依此继续使用"8"字形包扎法，直到包扎完成为止（图10.5）。

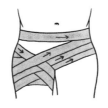

图 10.5　单侧腹股沟包扎法

（五）四肢包扎

手（足）"8"字包扎法：将三角巾折成带状，或应用绷带和就便器材横放在手掌（或手背）在手背行"8"字交叉绕腕打结。足包扎与手相同。

【注意事项】

包扎时应做到"六要"，即动作要轻巧、部位要准确、伤口要全包、打结要避开伤口、包扎要牢靠、松紧要适宜。

四、骨折固定

固定可以减轻疼痛，减少和预防休克，骨折端移动会增加血管神经损伤、出血和感染的可能性。准确良好的固定是预防骨折并发症、后遗症的关键措施。

（一）骨折固定原则

①应先止血、包扎，再固定。如有休克，首先或同时进行抗休克处理。

②就地固定。固定前不要无故移动伤员；需要暴露伤口应剪开衣裤（不要脱）。

③禁止整复动作。刺出伤口的骨折端不应送回伤口内，以免增加感染和刺伤神经、血管。如伤肢过度畸形，固定时不应复位固定，应顺势固定。

④夹板与皮肤之间要垫棉花、衣服、毛巾等，尤其是夹板两端、骨隆突处和空隙部位，以防止夹板擦伤、压伤皮肤和压迫浅神经。

⑤固定必须牢固可靠。夹板长度应超过骨折部位的上下两个关节。除固定骨折上下两端外，还必须固定上下两个关节。

⑥固定松紧要适度，以手指勾拉固定角不出现弓起，和不影响远端血液循环为宜。固定四肢时一定要露出指（趾）尖，以便观察血运和感觉，如发现指（趾）苍白、麻木、疼痛、肿胀和青紫色时，则应及时松解重新固定。

⑦固定后迅速后送。后送途中注意保暖、止痛，防止休克。

（二）固定器材的选择

在现场，首选预制专业夹板，如无或者不够，可就地取材，树枝、竹片、木板、纸板都可选择。

（三）各部骨折固定方法

1. 上肢骨折固定

（1）夹板固定法

在上臂外侧放夹板一块，以绷带固定，再用绷带将上臂固定在胸前，屈肘 90°，然后用腰带或三角巾将前臂悬吊于胸前［图 10.6（a）］。

（2）衣襟躯干固定法

将伤侧衣袖反折兜起伤臂，衣襟角孔挂在第一纽扣上，再用腰带或三角巾经肘关节上方绕胸部一周打结固定。

2. 下肢骨折固定

（1）大腿骨折夹板固定法

将夹板或扁担、竹板等放于骨折腿外侧，关节及空隙、骨折突出部分要加垫，用三角巾或绷带、腰带等分别在骨折上下两端、腋下、腰部及膝、踝关节处固定。

（2）小腿夹板固定法

取足跟至大腿处长短相等的夹板两块，分别置于伤肢的内外侧，然后加垫，用三角巾或绷带于骨折的上下端，大腿的中部，膝下和足部打结固定。足部最好做"8"字形固定，使足与小腿成直角［图10.6（b）］。

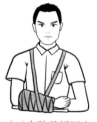
（a）上肢骨折固定

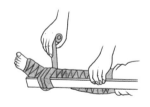
（b）小腿骨折固定

图 10.6　骨折固定 1

3. 锁骨骨折固定法

（1）"8"字形绷带固定法

用绷带缠绕两肩与腋下，在背部交叉成"8"字形固定［图 10.7（a）］。

（2）丁字夹板固定法

用丁字形夹板放在背部，双肩及腰部用绷带或三角巾等固定。

（3）三角巾固定法

挺胸，双肩向后，两侧腋下放置棉垫，将两条三角巾分别在两肩关节环绕于背部打结，在背部将两环的余角拉紧固定，前臂屈曲用三角巾固定于胸前［图 10.7（b）］。

（a）"8"字形绷带固定法　　　　　　（b）三角巾固定法

图 10.7　骨折固定 2

4. 颈部固定

颈部伤固定的意义在于防止骨折对神经的损伤。颈椎骨折可用丁字夹板固定法。

5. 肋骨骨折临时固定法

肋骨骨折，一般采用胶布固定法。

用长于胸廓半周径的胶布数条，伤员取坐位，令伤员深吸气，将胶布拉紧，环绕侧胸拉向前胸贴紧。依上法自下而上粘贴，上下两块互叠 1/2 或 1/3。其粘贴范围须跨越骨折部上下各两根肋骨（图 10.8）。

【注意事项】

　　1. 胶布固定时不能太紧，否则会影响患者的呼吸，但是也不能太松，过松会影响固定的效果。

　　2. 若出现胶布过敏可考虑用绷带固定。

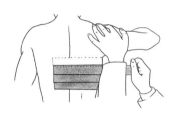

图 10.8　肋骨骨折胶布固定法

6. 脊柱伤固定法

　　脊柱伤的固定目的也是绝对制动，防止骨折处神经的再损伤。

　　动作一致地把伤员挪到硬质担架或木板上。伤员仰卧，胸、腰部垫一高约 10 cm 的垫子，以保持腰部的生理弯曲。

7. 骨盆骨折固定法

　　此法的目的是防止骨折断端损伤腹腔内大血管和脏器。其方法是首先准备两条三角巾，叠成宽带形，一条于腰骶部经髋前至小腹正中打结固定，一条于小腹正中绕髋部于腰骶部正中打结固定。

五、扭伤和脱臼

扭伤通常是因韧带和肌腱意外拉伸过度所致，发生扭伤后 24 h 内采用冷敷，冷敷时间一般在 10 min 以上，以减轻肿胀和淤青；24 h 后再使用热敷。如脚踝关节扭伤尽量不要穿靴子。如肢体扭伤，可紧紧包扎或上夹板帮助稳定。

脱臼即关节脱位，发生后可采取下列措施：

①尽快复位。

②用夹板或绷带等固定脱臼关节。

③膝关节和踝关节脱臼，应先包上凉毛巾，在上面裹上三角巾，用力系紧固定关节。

④肩关节、肘关节和腕关节脱臼，可用三角巾或围巾做出吊带，固定关节。

六、冻伤

①迅速将伤员转移至温暖环境，口服热饮料，脱掉（或剪掉）潮湿冻结的衣服鞋袜。如衣服鞋袜冻结在皮肤上，不宜强行脱去，可在复温过程中缓慢移除。

②尽快用 40 ~ 42 ℃的温水实施快速融化复温，直至皮肤、指甲转红为止。禁用冷水浸泡、雪搓、火烤。

③用体热温暖伤员受伤部位。

④如果出现水疱，涂抹抗菌软膏。

（陈兴书　吴春玲）

返回平原时的注意事项

　　科考人员长期停留在高原地区，在低氧环境作用下机体各个系统受神经内分泌影响，会出现一系列代偿性变化以习服高原环境，这是人体在高原进行正常活动的一个必要生理机制。当回到平原时，机体又要重新适应常氧环境，部分人员可能会出现神经、循环、消化以及呼吸系统的不适症状，影响其生活。因此，应提前了解返回平原可能出现的异常症状，避免引起不必要的恐慌。

一、高原脱适应证的表现

　　人体习服高原低氧环境后，在返回平原时机体会出现一系列的代偿性变化以重新适应平原环境，部分人群会出现神经、循环、呼吸及消化系统的不适症状，统称为高原脱适应证。神经系统症状以疲乏、嗜睡、失眠多梦、头痛、眩晕、记忆力减退及反应力下降等为主要表现；循环系统症状主要包括心慌、心悸、胸闷、脉搏减慢、脉搏不齐等；呼吸系统症状主要包括咳嗽、咳痰或疼痛等；消化系统症状主要包括纳差、腹痛、腹胀、腹泻、便秘等。注意上述症状必须排除因心、肺、脑、肝、肾等器质性病变所致。

　　从发病时间来讲，从高原返回平原1周左右为发病高峰，随着时间的延长症状逐渐减退直至消失，也有极少患者在返回平原后数年内仍有症状。值得注意的是，在高原地区短时间逗留一般不超过数月时，绝大多数个体不会出现器质性病变,其返回平原后的脱适应证状较轻,持续时间较短,即便少数个体症状较重但恢复也较快,不会对身体造成严重影响。

二、高原脱适应证的治疗

（一）药物治疗

目前，针对高原脱适应证的药物以中成药治疗为主，西药较少。多为活血化瘀的中药及复方制剂，重点改善神经系统和循环系统症状。常用的有复方党参片、参芪花粉胶囊、黄芪百合颗粒以及银杏叶片等。一般来说一种药物即可，少数患者需联合用药以控制症状。

（二）疗养

针对部分症状较重或者年龄偏大患者，可到海滨地区或者云南腾冲、昆明、大理，四川西昌等地疗养。研究表明：海滨疗养地区自然环境较好，空气中氧含量丰富，有利于缓解机体疲劳和精神紧张，给予患者极佳的心理放松，显著促进机体功能恢复；微量元素与热刺激，也能改善高原脱适应证的症状。

（三）综合治疗

返回平原后，合理安排休息，保持良好的心态。正常饮食，多吃新鲜的蔬菜水果，避免饮酒。合理开展体育锻炼，在返回平原休息2～3d后即可开始体育锻炼，但需注意控制节奏和强度，循序渐进，促进心肺功能的恢复，有助于减轻高原脱适应证。

三、高原脱适应证的预防

科考人员一般来说在进入高原前有着充足的准备时间，而且在高原停留时间较短，一直在高原停留多不超过 6 个月。因此，发生高原脱适应证的可能性不大。此外，根据前期的科考经验，科考人员基本上都是飞机到达高原现场，然后采用车辆等机动方式开展考察，进入高原的时间较短，且没有经过充分的高原习服时间。为减少高原脱适应证的发生，在从高原返回平原时，可以乘火车逐步返回平原，延长返回时间，同时辅以活血化瘀的复方中药制剂，有着良好的预防效果。

（陈　郁）

附录

附录 A 高原健康全程维护管理调查问卷____

高原健康全程维护管理调查问卷—

（手机浏览器扫码打开，不要用微信）

附录 B 高原现场急救技术视频____

三角巾止血

三角巾头部包扎法

三角巾头部包扎法

骨折固定

扭伤处理

心肺复苏